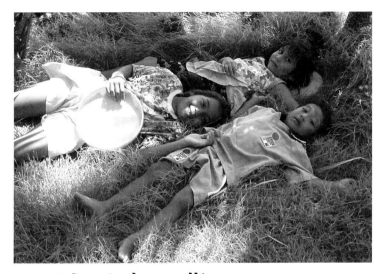

地域医療と暮らしのゆくえ
超高齢社会をともに生きる

高山義浩
沖縄県立中部病院感染症内科・地域ケア科医長

医学書院

地域医療と暮らしのゆくえ
――超高齢社会をともに生きる

発　　行	2016年10月15日　第1版第1刷Ⓒ
	2021年 1 月15日　第1版第3刷

著　者　髙山義浩(たかやまよしひろ)

発行者　株式会社　医学書院
　　　　代表取締役　金原　俊
　　　　〒113-8719　東京都文京区本郷1-28-23
　　　　電話　03-3817-5600(社内案内)

印刷・製本　永和印刷

本書の複製権・翻訳権・上映権・譲渡権・貸与権・公衆送信権(送信可能化権を含む)は株式会社医学書院が保有します．

ISBN978-4-260-02819-6

本書を無断で複製する行為(複写，スキャン，デジタルデータ化など)は，「私的使用のための複製」など著作権法上の限られた例外を除き禁じられています．大学，病院，診療所，企業などにおいて，業務上使用する目的(診療，研究活動を含む)で上記の行為を行うことは，その使用範囲が内部的であっても，私的使用には該当せず，違法です．また私的使用に該当する場合であっても，代行業者等の第三者に依頼して上記の行為を行うことは違法となります．

JCOPY〈出版者著作権管理機構　委託出版物〉
本書の無断複製は著作権法上での例外を除き禁じられています．複製される場合は，そのつど事前に，出版者著作権管理機構(電話 03-5244-5088, FAX 03-5244-5089, info@jcopy.or.jp)の許諾を得てください．

そもそも人は、病ならで死ぬるは、
百千の中に、まれに一人二人などこそ有べけれ、
おしなべては、みな病てしぬることなれば

本居宣長

はじめに

　西洋医学が病気の原因を取り除き、患者を治療できるようになったのは、せいぜい20世紀になってからのことです。麻酔や消毒が開発されて（まともな）外科治療ができるようになったのも、ペニシリンを端緒として次々と抗菌薬が開発されて感染症が治療できるようになったのも、レントゲンやエコー、心電図に至るまで各種医療機器で診断ができるようになったのも、採血して生化学検査ができるようになったのも、顕微鏡で覗いて白血球数をカウントできるようになったのも、このたった数十年の出来事にすぎません。

　それまで医師がやっていたことと言えば、解熱、鎮痛、鎮咳、去痰、強心、利尿といった対症療法で、患者が自ら治ろうとするのを少し手助けしていただけでした。こうした19世紀的な病院の存在理由は、病人の保護（あるいは隔離）という福祉（公衆衛生）サービスとしての機能にありました。

　しかるに20世紀の革命的な医療技術の進展は、住民を過剰に期待させ、医師を十分に傲慢にしているようです。そして、医療の恩恵を社会の隅々に行き渡らせることを求める社会的圧力が高まっていったのです。

　結果として、たしかに多くの病人が救われるようになりましたが、やがて限界も明らかになってきました。その恩恵とは裏腹に、慢性疾患を抱える患者の病態はより複雑になり、必ずしも幸せそうとは言えない高齢者が増えています。住民のなかからは、治癒よりも生活を優先した医療を求める声が聞かれるようになっています。

　この本は、こうした「病院」から「地域」への揺り戻しのなかにあって、主として沖縄県で地域医療に従事している私自身の試行錯

誤を整理しようと試みたものです。決して、日本の医療を包括的あるいは体系的に論じるものではありませんが、私たちの道ゆきを見据えるための材料となってほしいと願っています。たとえば、医療系の学生にとっては、超高齢社会で働くうえでのキャリアプランを考える一助として。病院で働く医療従事者にとっては、これから地域に踏み出して多職種と連携するための手引書として。診療所や訪問看護ステーション、介護施設で働く医療従事者にとっては、病院側の葛藤を理解して自らの役割を再検討する糸口として。地域医療部門の行政担当者にとっては、現場感覚をもって医療改革を推進するための副読本として、それぞれ活用いただけるとすれば幸いです。

　第1章では、病院医療の現場において、どのような社会的矛盾に私たちが直面し、地域で葛藤しているかを紹介しています。そして、「断らない病院」であることを堅持しつつも、従来の「病床を増やして受けて立つ」という考え方では、超高齢社会の健康問題を乗り越えることは困難であることを明らかにします。

　第2章では、戦後の医療政策の歴史を振り返りながら、地域の総合的な発展の一部として地域医療を捉えることの重要性を確認します。そのためにも地域包括ケアシステムと病院医療との連携を深める必要がありますが、それは話し合いの場をもつというよりは、むしろ病院が積極的に地域に踏み出してゆくことが不可欠であると指摘します。

　第3章では、生活者のまま老いや死に向き合える地域づくりの大切さを強調しています。そのためには高齢者自身の視点でケアのあり方を考えるとともに、社会的に孤立しやすい高齢者を地域で「そっと」見守り続けることが大切であると提案します。また、高齢者の医療依存を軽減させるため、医療側と住民側双方が努力すべきことを強調します。

　ほとんどのセクションの末尾に、地域において求められるであろ

う「施策」について例示しています。地域ごとに状況は大きく異なるはずであり、これら施策をそのまま当てはめることは難しいとは思いますが、解決策を考えてゆくうえでの参考としていただければと思います。

　この本では、できるだけ事例を交えながら議論を進めるようにしています。ただし、個人情報保護の観点から、登場人物の名前や背景の一部を改変していることをあらかじめお伝えします。なお、使用している人物写真については、ご本人もしくは（故人の場合には）ご家族の了承を得ているものです。ご協力いただいた方々に心より御礼を申し上げます。

目次

はじめに……v

第1章　病院医療の葛藤と限界……1

 1　最後の砦としての病院……2
 2　「断らない病院」であるために……6
 3　持ち込まれる社会的矛盾……11
 ♛COLUMN　文化的文脈のなかの疾病……15
 4　縛られる患者たち……20
 5　行き場のない高齢者たち……25
 6　地域から信頼される病院……30
 ♛COLUMN　戦時下の医学部長……34
 7　患者表現としての「不条理」……38
 8　救急医療にみる鎮護のプロセス……41
 9　病院医療の居場所を探して……46
 ♛COLUMN　アラビアの看護師……51

第2章　地域と連携する病院医療へ……57

 1　戦後史は団塊世代とともに……58
 2　制度に依存しないケアの文化を……64
 3　効率化にある落とし穴……70
 ♛COLUMN　弱者が支え合うコミュニティ……77
 4　プライマリ・ヘルスケアにおける5つの原則……81
 5　急性期病院から地域へ踏み出す……86

- 6　「在宅医療」をめぐる4つの誤解……90
- ♣COLUMN　タイ山岳地域の在宅医療……97
- 7　医療的介入を思いとどまるとき……104
- 8　高齢社会における消費イノベーションを……108
- 9　まだ、食べられねぇなぁ……110
- ♣COLUMN　タイで活躍するヘルスボランティア……112

第3章　看とりを暮らしのもとに……115

- 1　終わらない戦争……116
- 2　安らかに土に還る……120
- 3　老衰死ができる地域づくりを……123
- ♣COLUMN　子ネコの在宅ケア……128
- 4　直観の濫用としての「胃ろう不要論」……130
- 5　欧米に寝たきり老人はいないのか……134
- 6　死に逝く人の「孤独」について……141
- ♣COLUMN　パキスタンの「ごちゃまぜ」障がい児教育……144
- 7　真実を伝えること、判断を待つこと……149
- 8　おかあちゃんが見える……154
- 9　終末期における「もう1つの物語」……157
- ♣COLUMN　「長生きしてくれてありがとう」の島……160

おわりに……163
参考文献……167

カバー・本文デザイン　加藤愛子（オフィスキントン）

第 1 章

病院医療の葛藤と限界

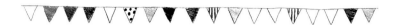

1　最後の砦としての病院

　交差点を曲がるときに、助手席のイハさんが「ああ、オレの中学校だよ」と指差しました。コンクリートむき出しの校舎が見えます。イハさんを乗せているからか、少しくたびれたようにも見えます。

「この町で育ったんですね」と私は言いました。
「あれから60年が過ぎたけど、ずっとこの町さ」とイハさんが笑いました。
「今でも、同級生がたくさんいるでしょう」
「そうだね」

「助け合っているんでしょうね？」と私は聞きました。というのも、昨夜、玄関先で倒れていたイハさんを発見して救急車を呼んだのも、同級生だと聞いていたからです。

　けれども、イハさんは首を振りながら言いました。「この町に残っている同級生なんて、嫁さんもらいそこねた男たちばかりだからね。あてになるヤツなんていないさ」

　イハさんは、あきらめたようにため息をついています。

「どうして、嫁さんもらいそこねたんですか？」

「そりゃ、酒ばかり飲んでたからだよ」

　こう言って、イハさんは大笑いしていました。つられて私も笑いましたが、笑えない現実です。もちろん、イハさんは独居男性を自嘲するように言いましたが、実際には、しっかりと生活している方や、地域での支え合いに参加されている方もいます。でも、ギリギリの生活のなかで体調を悪化させている方も少なくないのです。
　イハさんにしても、1週間前に倒れているところを友人に発見されて、救急外来に運ばれてきたのです。偽痛風という膝の関節炎で起き上がれなくなったことが原因でしたが、何しろ身寄りのない高齢独居なので、倒れたら発見されるまで倒れたままなのです。
　溜まった関節液を抜いて、ステロイドを静脈注射すると翌朝にはすっきり元気になりました。歩けることも確認しましたが、念のため、生活保護の担当者と保健師に来てもらって、しばらく見守るようにお願いして自宅に帰したのでした。あと、水曜日の内科外来に連れてくることも、保健師にお願いしたはずでした。
　ところが……、その1週間後、ふたたびイハさんが救急搬送されてきたのです。症状も所見も同じ。偽痛風の再発です。記録をみると、水曜日の内科外来を受診していないようでした。再発してしまったのは、内服すべき抗炎症薬を切らしたことが原因でしょう。幸いなことに、今回は内服薬を再開するだけで歩けるようになりました。
　元気になったイハさんに、「水曜日はどうして受診しなかったんですか？」と聞いてみました。

「さあ、水曜日だったかねぇ」と理解できていない様子。
「マタヨシさん（町の保健師）、家に来ませんでした？」
「ああ、一度、来てたねぇ」と他人事。

これ以上は聞いても無駄でしょう。ともあれ、その日は土曜日だったので、役場も閉まっていて確認しようがありません。所持金は30円。家に帰るすべもなく、私の救急当直が終わるのを待ってもらって、そのまま家までお送りしたのでした。

＊　＊　＊

　病院は地域の暮らしの最後の砦でもあります。やはり、間口は広く構えていかざるをえません。救急外来で仕事をしていると、一見、これは医療で対応すべき問題なのかと思うことも確かにあります。けれども、地域包括ケアシステムが対応しきれずに、患者さんが病院を頼ってこられるのなら、それはいったん引き受けるしかないと私は思っています。病院の敷居を高くしたとしても、より状態が悪くなったり、問題がこじれたりしてから運ばれて来るだけだからです。

　そのうえで、必要な段取りがとれる病院でありたいと思っています。つまり、なるべく早く生活が再開できるよう、地域包括ケアシステムとの連携を深めておくこと。地域にあるさまざまなリソースを把握しておき、適切な支援へとつなげてゆくこと。とくに、医療側が気づいている課題について共有し、生活のなかで解決できるように意見を交わしてゆくこと。そして、隙間のない支援の仕組みを地域でつくってゆくことが大切です。

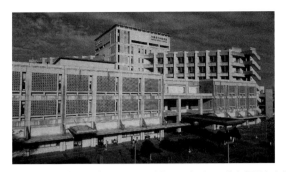

沖縄県立中部病院（550床）。戦後の医療復興を牽引した救急部門を中心とする医療機関です

> **施策**

医療と介護に関連する地域リソースの把握

　地域の医療機関や介護事業者などの所在地、連絡先、果たしている機能（とくに看とり）についての現状を情報収集し、このリストをマッピングしたうえでウェブサイトに公開する。これは市町村単位で情報収集されるが、需要の流出入があることを踏まえ、都道府県単位で統一したフォーマットで作成することが望ましい。そして、これを定期的に更新する。行政を含め、関係機関に対して連携のための一元的な窓口を設置するよう求めることも重要である。これにより、関係者が照会先や協力依頼先を適切に選択できるようになり、地域住民の医療・介護へのアクセスの向上が期待される。また、地域で不足している機能が「見える化」されることから、今後の施策を行政が立案する際に活用することができる。

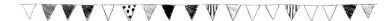

2 「断らない病院」であるために

　すでに、少なからぬ地域の救急病院が直面していることですが、私が働いている病院でも満床状態が続いています。入院を待つ患者さんが救命救急センターの硬くて狭い簡易ベッドの上で、電子音や医療者の飛び交う声に悩まされながら、眠れぬ夜を過ごされています。付き添っていただくご家族の疲労も蓄積してゆくでしょう。ご家族が高齢であることも少なくなく、センターの看護師は、患者さんのみならず、付き添うご家族にまで視線を配っておかなければなりません。

　それでも私の病院では、患者さんの受け入れを断ることなく救急医療を維持することができています。簡易ベッドで病床が空くのを待ち続けてくれる患者さんやご家族のおかげでもあります。ときには近隣の医療機関に転送させていただくこともあり、密接な地域連携に支えられてのことでもあります。本来なら入院させたい患者さんが、理解を示して自宅療養を選択してくださることにも支えられています。「断らない病院」であることは、地域の皆さんの支えがあってこそ実現するのだということを痛感しています。

　ただ一方で、病棟の回診をしながら、ある種の矛盾を感じることもあります。担当している患者さんに少なからず「帰れるのにかえせない患者」がいるからです。

　よくあるのは、治療が終わっておかえしする直前になって、「やっぱり自宅では看れません。転院先か施設を探してください」というご家族からの依頼を受けること。もともと歩ける方が歩けなくなっ

ているような場合には、まだ理解ができるのですが、もともと車椅子レベルだった方について、「せっかくだから歩けるようにしてください」と言われると、少しがっかりしてしまいます。

　子どもたちは、「オジイ！　トイレまで歩けるようになったら家に帰れるよ」と笑顔で励ましていますが、決死の形相でリハビリテーション室で頑張っている高齢男性を見ると胸が痛みます。結局、歩けるようにはならず、挫折と絶望のなか、介護施設へと送られてゆきます。歩きたいのであればまだしも、「もう歩けない」という高齢者に「歩け」とムチ打つのが医療と言えるのでしょうか？そして、その挫折までの期間、1つの病床が埋まったままとなっています。

　「歩けなくても家で看てあげられないのですか？」とご家族にお聞きしたことがありました。すると、意外な答えが返ってきました。

　「たぶん大丈夫だと思うんだけど、ケアマネさんがね、いずれ施設に入ることになるんだし、歩けないことを中部病院で確認してもらって、施設探しをしてもらった方がいいって言うんですよ。こういうときがチャンスだって……」

　こんなこともありました。
　2週間程度の入院になると思われた高齢男性の感染症でしたが、思いのほか臨床経過が良く、数日前倒しして退院できることになりました。同居するご長男にそのことを伝えようと電話をかけましたが、呼び出し音が鳴るばかりでお出になりません。しかし、親戚づてにご長男の携帯番号が入手できたので、電話をかけてみると……

　「あ〜、先生、すみません。いま家族で本土を旅行してんですよ。

３日後に沖縄に帰ってくるので、それまでオジイをお願いします」

　こればっかりはどうしようもありませんでした。ご家族がお戻りになるのをお待ちするしかなかったのです。
　お気持ちはわかるのです。オジイが入院したことで介護から解放され、家族旅行の絶好のチャンスだったのでしょう。でも、こうして病床が１つ埋まったままになったのです。
　私が憂えているのは、ご家族の姿勢ではありません。そのような介護リフレッシュが急性期病院で行われてしまう現状なんです。本来なら、ショートステイなどを活用して、もっと容易にレスパイト（家族の休息）ができるようになればいいのですが……。
　ときおり、「救急搬送先の病院が見つからず、患者さんの状態を悪化させてしまった（死亡した）」という全国ニュースが流れて話題となります。少なからぬメディアが「満床を理由にした受け入れ拒否が原因だ」という、あたかも医療機関が無慈悲であるかのような論調です。でも、満床であることは、決して医療機関の不備ではありません。（すべての医療機関がそうだったかは知る由もありませんが）その多くが「拒否」ではなく「不可能」だったのでしょう。
　「救急外来の簡易ベッドでもいいじゃないか」という意見は、小さな戦慄とともに棄却されます。ベッドが診断して治療してくれるなら、いくらでもベッドを増やしましょう。でも、救急搬送を１人受け入れるということは、そこへ医師や看護師という人的資源を集中的に投入することを意味しています。
　一般の方にとって「ベッド」とはマテリアルにすぎないのかもしれませんが、医療者にとって「ベッド」とはシステムなのです。救急医が「もうベッドがない」と救急隊員に告げたとき、それは「患者を支えるシステムが追加できない」という意味なんです。もちろん救急隊員はわかって応対してくれますが、それをメディアは理解

して報じているでしょうか？

1人の重症患者さんを支えるシステムが追加されるたびに、救命救急センターのケア力は一段階低下せざるをえません（とくに夜間）。そして、既定のベッド数を超えることは、ほかの患者さんを危険にさらすことを意味しています。そういう責任が、他方で発生していることをメディアは理解する必要があるでしょう。

2025年問題を乗り越えてゆくうえで、地域包括ケアシステムの推進が重要なカギであるとされています。社会的入院を減らして在宅での暮らしへと移行させてゆくことは、高齢者の生活の質を向上させることになるかもしれません。

ただし、医療依存度の高い方々が地域にかえってゆけば、それだけ状態の変化が暮らしのなかで発生することになり、確実に救急外来が混雑することが予測されます。これは、病院側の努力だけではなんともしがたい課題でしょう。適正な救急医療の運用とバックアップ体制の構築を今から進めておかなければなりません。

たとえば、救急搬送すべきかについて在宅で判断できるよう在宅医や訪問看護を支援するとか、救命救急センターで軽症と診断できたら地域包括ケア病棟を有する医療機関に搬送するとか、急性期医療が終了した患者さんの在宅調整については地域包括ケアシステム側も責任を共有するとか……、いずれも例ではありますが、このような調整を地域ごとに話し合ってゆく必要があります。

とくに、救急医療連絡会議と地域ケア会議の連携強化が重要です。地域包括ケアシステムと救急医療の関係者が参加する連絡会議を新たに設置したほうがいいかもしれません。病院の実情を地域包括ケアシステムの関係者に理解していただき、そのうえで解決策を一緒に考えていくことです。

何事もそうなのですが、まずは「顔の見える関係」をつくること。ただ、どんなに会議を増やしても本音は聞けませんね。そこか

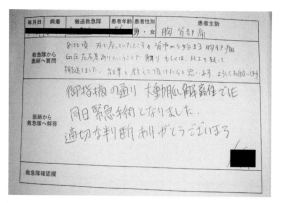

学生時代からの友人である志賀隆先生が頑張ってる東京ベイ・浦安市川医療センターで見せてもらった連絡ノート。日頃から、1人ひとりの患者さんを大切にしていくプロセスの共有が、腕の見える関係をつくっていくんだと教えられました。いくら会議室で話し合いを重ねても、やっぱり信頼関係をつくれる絶好の場所が現場であることを忘れてはなりません

ら一緒に汗を流して「腕の見える関係」に、さらには酒を酌み交わして「腹の見える関係」に……。ここまで深められるかが地域医療の勝負所になるかもしれません。

施策

救急医療と地域包括ケアシステムの連携構築

日頃より救急医療と地域包括ケアシステムの連携を構築するための場を構成する。たとえば、救急医療連絡会議と地域ケア会議の連携を強化させる。地域包括ケアシステムと救急医療の関係者が参加する連絡会議を新たに設置することも検討する。病院の実情を地域包括ケアシステムの関係者と共有し、協力して解決策を考えていくことが必要。

3　持ち込まれる社会的矛盾

　エイズ発症していた患者さんが、医療刑務所から（刑期を終えて）転院してきました。その後、なんとか退院できる状態にまで回復しましたが、もともとの精神疾患も背景にあって、自立した生活は困難と思われました。そこで、母親のいる実家へとお戻ししたのでした。

　ただ、はたして生活は続けられているのか……、どうも気になって仕方がなかったので、担当した研修医と一緒に訪問してみることにしました。介護保険を導入できる年齢ならば、ケアマネジャーを通じて確認することもできますが、40代という年齢では、予約した外来受診日までがブラックボックスになってしまいます。結局、受診してこなかったり、連絡してもつながらなかったり、そうして関係が途絶えてしまう患者さんも少なくありません。

　さて、ご自宅はビルの谷間にある、平屋の伝統的な琉球住宅でした。玄関をくぐると、テレビが大音量で流れていました（母親が難聴気味だからでしょう）。その前で、うつ病の妹さんが毛布にくるまって寝転がっています。部屋の隅では発達障害の弟さんが、壁に向かって反復動作を繰り返していました。この弟妹のことを私は訪問して初めて知りました。

　自分の部屋から出てきたご本人は、入院していたときよりは表情豊かでホッとしました。「お薬は飲めていますか？」と声をかけると、「あ、はい」と小さな声。「歯も磨いていますよ」と。しかし、簡単な診察を終えると、部屋のなかに引きこもってしまいました。

それから、70を過ぎた母親とお茶を飲みながら話をしました。

「わたしは苦労に慣れてるからさ〜　大丈夫だよ」

この言葉が一番印象的でした。免疫を病んだ子、心を病んだ子、障害を負った子らに囲まれ、自らの年金を頼りに世話を続けています。いつまで私は元気なのだろうか……それだけが不安だと。ただ、沖縄戦で父と兄を奪われ、中学を卒業して間もないときに母親を交通事故で失って以来、親戚に身を寄せながら生き抜き、「苦労が身にしみているからね」と笑っていました。

しかし……、人間、苦労はするものだけど、慣れさせてはいけません。苦労とは（ほぼ）偶然によって支配されるべきで、誰かの必然にしてはならないのです。これこそが社会保障の基本理念のはず。

その後、病院のソーシャルワーカーの努力もあって、この世帯は生活保護が受けられるようになりました。妹さんのことは、保健所に連絡することで、途絶えていた精神科受診のための支援を受けられるようにしました。訪問することで、一歩一歩、この家族を支援してゆかなければ、患者さんは立ち直れないと気づかされました。

患者さんの前科は繰り返す万引きで、ついに収監されるに至ったようですが、彼の厳しい生活と病状を知るにつけ、本当に裁くだけが国家の役割なのかと憤りのようなものも覚えました。

医療と介護だけでなく、福祉、司法、教育など、あらゆる社会制度は連携を深めるべきです。社会の矛盾は、弱者を病気にしながら病院へと持ち込まれています。だからこそ、急性期病院の医師や看護師は、患者さんの退院後の生活にまで関心をもたなければなりません。そして、生活にかかわる問題について、連携すべき窓口を知っておくことも大切です。

そうした流れをつくるため、市町村や保険者にできることもある

はずです。少なくとも急性期病院まかせにせず、積極的に医師や看護師にからんでほしいと思っています。

　市町村の保健師や（生活保護など）福祉の担当者は、病院の医師や看護師と顔の見える関係を築いてほしいですね。残念なことに、退院前カンファレンスの開催を伝えても、「私たち保健師にできることはないと思います」と電話口で言われることがあります。そうなのかもしれません。でも、カンファレンスに家族とともに出席することは関係づくりの第一歩なんです。地域包括ケアシステムのチームに参加することなく、「できることはない」かどうかなんて見切れるはずがありません。

　もし、身寄りのない患者さんでしたら、行政側から退院前カンファレンスを提案してみてください。どのような情報や支援を互いに求めているのか、カンファレンスを重ねるほどに理解が深まるはずです。介護、予防、住まい、生活にわたる支援を包括的に提供している市町村の強みを、きちんと医療側にアピールすることも必要です。

　また、保険者であれば、急性期病院の専門医が担当していた患者さんについて、（レセプト情報の範囲でよいので）「その後どうなったか？」について追跡し、急性期病院にフィードバックしてはどうでしょうか？

　もちろん、退院時に患者さん本人の同意を得ておく必要があると思いますが、「数日後に再発しており、別の医療機関を受診していた」とか、「診療所の医師により処方が変更されており、その後は落ち着いて療養していた」とか、「退院後すぐに転倒し、骨折して寝たきりとなった」といった追跡情報は、退院後の生活に対する急性期病院の責任感を高め、その先を見通したケアを検討することにつながると思います。

　地域医療のキーワードには、「連携」がありますが、これは待っていても始まりません。それぞれの専門性を活かしながら、攻める

姿勢をもつことが必要です。大切なことは、支え合い、活かし合うことで社会を循環させ、価値を生み出していくことですから……。

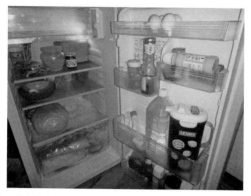

患者さんの自宅を訪問したときに見せていただいた冷蔵庫。一目しただけで生活の全体が伝わってきますね。皆が力を合わせることで、1つひとつの冷蔵庫が豊かに彩られていくことを願っています。

施策

暮らしの課題に対する医療と福祉の連携強化

住民の暮らしに起因する諸課題については、医療だけではなく、福祉との連携によって対処すべきものとして関係者の認識を共有させる。介護者の不在や経済的な制約など、疾病以外の理由で退院調整が困難となっている事例については、地域包括ケアシステムを推進している市町村こそが解決策を有するべきであり、当該市町村の保健師などが医療と連携しながら積極的に取り組むことが求められる。究極的には、このような高齢者が安心して暮らせるよう、トータルなまちづくりを住民参加のもとに目指してゆかなければならない。

♛ COLUMN

文化的文脈のなかの疾病

　私たちは、途上国奥地の村をイメージするとき、医療が存在しない、病いと闘うすべをもたない村を思い浮かべてしまいます。そして、医師を派遣しなければならないと考えてしまうものです。けれども、どんな村であっても「医療」はあるようです。ただ、私たちの体系とは異なるだけで……。

　カンボジアの首都プノンペンから南へ 70 km。かつて内戦で血で血を洗った平原のなかに、ティンスララウという小さな村があります。1990 年代、縁あって、私はこの村に毎年のように通っていました。宿命的なまでに強い日差しにさらされたカンボジアの大地にあって、たくさんの椰子（やし）の木、そしてバナナの木が植えられていて、静かなオアシスの様相を呈していました。村の中央には小さな池があって、子どもたちがキャアキャアとはしゃぎ声をあげながら水浴びをしています。長らく近代医学も、そして援助物資も届かなかったこの村にも、伝統的な治療師であるクルッ・クメール（カンボジア語で『民族の先生』の意）がいました。村の長老であるリー先生です。

　クルッ・クメールは薬草なども処方しますが、とりわけ「バリー」と呼ばれる精霊の息を吹きかけることが特徴です。リー先生のところに患

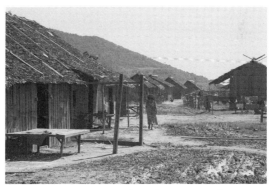

ティンスララウ村（カンボジア / 1994 年）

♛ COLUMN

者がやってくると、先生は家族に次のような指示をします。

「灰をつめたココナッツの殻と5本のろうそく、バナナの皮、そして4センを持ってきなさい」

これらの一見ガラクタに思えるものは、ときには白い布切れや精米かすというようにいろいろと変わりますが、いつも4センだけは同じです。「セン」とはカンボジアの古い通貨単位で、いまは使われることのないわずかな金額です。けれども、精霊から「クルッ・クメールは患者に4セン以上請求してはならない」と戒められているので仕方がないとのことでした。結局、患者側が4セン以上のいくらでもよいので感謝の気持ちと家計の事情をかんがみて支払うことになります。まあ、診療報酬の決定権は患者側にあるということですね。

さて、こうして準備が整うと、リー先生は患者に「ブルブル」と唇を震わせながら息を吹きかけます。どんな場合でも、リー先生の治療行為はこの息で完結するようで、とにかく吹きまくっていました。あるとき、私はリー先生にこう尋ねてみました。

「それって効いてると思う?」
「さぁて、吹かないよりはましじゃろう」
「じゃあ、ドクター・ファリーと比べたらどう?」

ドクター・ファリーとは、隣村で開業している医師のことです。免許はありませんが、おおむね現代医学に基づく診療をしています。リー先生は、その名前を聞いてニヤニヤ笑いながら言いました。

「わしじゃったら、ファリーのところへ行くのう」
「なんで、リー先生は治療してんの?」私はあきれて聞きました。
「治療しているわけではないんじゃよ」

そう、リー先生の診療に付き合いながら、私が意外に感じたのがこの点でした。先生は「治療」というより、患者はなぜ病気になったのか、

それを家族はどう受け止めればよいのかを「解釈」することに力を注いでいたからです。次いで「治療」に重きが置かれるのですが、あまり効能は明らかでなく、リー先生もそのことを承知しているようでした。とくに、現代医学が偏重しがちな「診断」の位置づけはきわめて低いのです。

事実、リー先生の診断名についてのボキャブラリーは驚くほど少なく、ほとんどが「ピス」もしくは「スコン」と診断してました。痛がっていたら前者、発熱していれば後者です。それに弱い、強いなどの形容詞をつけることでリー先生の診断名になってました。

一方で、リー先生は病因論については相当の多様性を有していました。「水浴嫌いだから」、「牛の世話を怠っているから」、「夕暮れ時に山に入ったから」、「息子が酒好きだから」などなど。また、逆に病気の原因になるような行動があれば、リー先生は病人だと決めつけて、本人が元気でも治療を開始してしまうこともありました。とりわけ、村の中で発生した社会問題について、リー先生は大きな役割をもってました。長老としてのリー先生は、しばしばこれを健康問題として再構築してしまうからです。

村の既婚男性が村の娘と浮気をしていて、村内で問題となったことがありました。村人たちがリー先生のところへ相談に集まってきます。すると、リー先生は「男は伝染する病気じゃから。自宅にしばらく軟禁するように。病（やまい）が癒えるまでは手分けして彼の畑の世話はしてあげるようにの」と村人たちに告げたのでした。それから毎日、リー先生は、バリーの息を吹きかけに男の家へと訪問するようになったのでした。

人類学者のフォスターとアンダーソンは、さまざまな文化圏における社会と疾病の緊張関係を解析して、次のように疾病の社会的役割を整理しています[1]。

1) 疾病は耐えがたい圧力からの解放を可能にする
2) 疾病は個人的失敗を説明するのを助ける

[1] G.M.Foster, B.G.Anderson: Medical Anthropology. 1978, John Wiley & Sons, New York

♛ COLUMN

3）疾病は配慮を得るために用いられることがある
4）入院は休暇ともなりうる
5）疾病は社会統制の装置として用いられることがある
6）疾病は罪の感情を償うための装置となりうる

　こうした疾病の側面について、現代医学が配慮することは少ないでしょう。けれども、伝統的治療師は、疾病の社会的役割について注目し、これを目的のために利用することがあるのです。つまり、伝統的治療師は、共同体の安定を目的として、村人の誰かを病人に仕立てあげることもあるということです。たとえば、ある人が村で失敗し、村で無視されるという社会的状況におかれているとき、それをとりあえず（科学的にどうであるかはさておき）身体的疾病におきかえ、その治癒の過程を村人との和解の過程とするかもしれません。あるいは、「（失敗のとき）彼は病気だった」と先制するかもしれません。こんなふうに伝統医療は、疾病を普遍的に捉えるのではなく、文化的文脈のなかで捉えることがあるんですね。すなわち、手段としての疾病、手段としての健康が存在しうるということです。
　もちろん、ここで私は医療の先祖がえりを奨励するつもりはありません。疾病を手段とする伝統医療と、疾病の解消こそを目的とする現代医学には本質的な差異があります。ただ、人間のもつ関係性を削り落とし、疾病もまた単体の故障として解釈してきたことへの反省が、いま現代医学に突きつけられていることは思い返しておきたい。コミュニティあるいは家族という枠組みで健康を捉えていこうという回帰のなかで、守り継がれてきた伝統医療から私たちが何かを学ぶことはあるかもしれません。
　あるとき、リー先生に「その息を吹けるようになりたい。弟子にしてくれ」と頼んでみたことがありました。先生は笑って「5分で伝授できる」と言いました。しかし続けて、「ただしじゃ、お前が少しでもこれから不誠実なことをしおったら、バリーの天罰が下るぞい。それだけではないぞ。教えたわしにも相応の報いがあるんじゃ。お前にその覚悟があるかのう」と言ったのでした。もちろん、そんな覚悟など毛頭なかったので、お断りしましたが……。

なるほど、クルッ・クメールが信頼されている理由が少しわかる気がしました。彼らは、疾病を手段として使いこなす権力を誠実さで保証しなければならないのです。その孤高の誠実さゆえに、カンボジアの農村ではクルッ・クメールが信頼され、これからも必要とされ続けてゆくのでしょう。

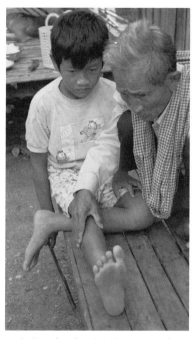

「バリー」の息を吹き付けるリー先生

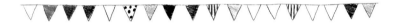

4 縛られる患者たち

「この気持ちは縛られた者にしかわからないさぁ」と高齢女性は言いました。「昨日は一晩泣いていたんだよ」

トイレに行こうとベッド柵を乗り越えたのが間違いでした。ナースコールのことを彼女はすっかり忘れていたのです。「まわり全部に柵をするなんて迷惑なことだねぇ」と思いながらも、なんとかベッドを脱出。廊下を歩いているところを看護師に身柄確保されました。たった、その1回のミステイクで縛られてしまったのです。

病院での思わぬ仕打ちは、80年間まっとうに生きてきた彼女にとって屈辱以外の何物でもありません。なんでこんな目にと騒いでいると、睡眠薬を飲まされました。朦朧とした意識のなかで、ただただ泣き続けた記憶だけが残されています。

翌朝、私は同居している長男の嫁と話し合いました。最後に、嫁はこう言いました。

「縛らないでください。もし転んだとしても、自宅と同じで自己責任です」

私は縛らない約束をし、病棟の看護師たちも納得していました。しかし、夕方、長女から電話がかかってきました。「縛ってください。何かあったら大変です」

そのことを私が告げると、彼女は諦めたようにこう言いました。

「縛られている人間が1人だけだったら、皆がおかしいと思うでしょう。でも、みんな縛られていると、おかしいと思わなくなる。だから、私も慣れるしかないんだよ」

いや、慣れないでください。あなたがおかしいんじゃなくて、病院というシステムがおかしいんです。

「30年後、きっと僕も隣のベッドで縛られていますよ。そのとき、僕はあなたのことを思い出すでしょう」

彼女は笑って言いました。

「先生！　先生のような立派な人は、病院になんか入院したらダメだよ」

複雑な、とても複雑な気持ちになりました。狂気は個人にとっては稀有なことです。しかし、集団にあっては通例となることがあるようです。最大の問題は、集団の狂気を個人の狂気に転嫁して、省みようとしないことかもしれません。

＊　＊　＊

次頁の写真のような身体拘束は、少なからぬ医療機関において日常的に行われています。たしかに、精神科病棟においては、「医療又は保護に欠くことのできない限度において、その行動について必要な制限を行うことができる」（精神保健福祉法三十六条一項）ことになっていますが、急性期医療の現場において治療への協力が得られない高齢者に対しても、（専門的な診断によらず）認知症があるものとして漫然と行動制限が行われているのです。もちろん、身

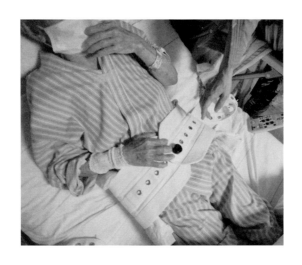

体拘束が必要となる状況はあります。しかし、その最大の問題は「ルール不在」にあると私は感じています。

　介護老人保健施設においては、「当該入所者（利用者）又は他の入所者（利用者）等の生命又は身体を保護するため緊急やむを得ない場合」（介護保険指定基準）に身体拘束が認められています。ただし、これには「切迫性」「非代替性」「一時性」の3つの要件を満たし、かつ、それらの要件の確認等の手続きが極めて慎重に実施されているケースに限られるという注釈がつけられています。

　しかし、急性期医療における身体拘束については、一般的に規定した法令は存在しません。せいぜい、「善良な管理者の注意をもって委任事務を処理する義務」（民法644条：善管注意義務）があるくらいです。これが立法の現状なんですね。有権者である私たちが放置してきたともいえます。

　一方、司法はどう判断しているのでしょうか……。平成22年に広島高裁が下した判決は医療界を震撼させました。それは、意識消失により救急搬送され、ICUに入室していた50代の男性が、看護

師が目を離した間にベッドから転落してしまい、頸髄を損傷して四肢麻痺となってしまったという事故でした。

意識回復後もアルコール禁断症状があり、深夜、セレネース®（ハロペリドール）を投与し、看護師がベッド脇に作業机を置いて作業しながら観察していたのですが、他の患者さんの人工呼吸器アラームが作動したため離れた間に転落したのです。

裁判所は、常時監視できない体制であった等の事情から、「体幹を抑制する必要性があり、その義務があった」にもかかわらず「抑制帯を用いることがなかった」として病院側の責任を認めています（広島高等裁判所岡山支部平成22年12月9日判決）。

身体拘束の判断について、司法は揺れています。たとえば、80代の女性が身体拘束で心身に苦痛を受けたとして訴えた一宮身体拘束事件では、平成18年に名古屋高裁が、「単なる『療養上の世話』ではなく、医師が関与すべき行為であり、看護師が独断で行うことはできない」と断じました。ところが、平成20年の最高裁判決では、これを最高裁は破棄しました。つまり、看護師が「療養上の世話」という専門的判断によって身体拘束をすることを司法が認めた形です。

結局……、さまざまな事情を総合的に勘案したうえで、身体拘束するかしないかを決定していかざるをえないのでしょう。実際、すべての身体拘束をなくすことはできないと私は思ってます。急性期に縛らざるをえない人もいますし、回復期であっても、不安定で家にかえせない方もいます。

ただ、病院で身体拘束されている高齢者のなかには、ちょっとしたテコ入れで改善する人もいるはずです。夜間の点滴を中止してみたり、ポータブルトイレを設置してみたり、睡眠薬（とくにマイスリー®）を中止してみたり、直接あたる蛍光灯の光にシェードをかけたり、カレンダーや時計を置いたり、自宅からメガネや補聴器を

もってきてもらったり、はたまた馴染みの枕を自宅からもってきてもらうだけで、不穏がとれて身体拘束をせずにすむようになる方もいます。そういうできるところから取り組んでゆけばよいのです。

　それでも身体拘束が必要だと病棟看護師が評価せざるをえないこともあるでしょう。私もどうすればよいかわかりません。でも「やっぱり身体拘束をしたくない」という思いを（家族を含め）皆で共有することが大切なんです。そして、その思いをもって皆で知恵を出し合えば、きっと身体拘束しないで済む方法が見つかるはずじゃないかと信じることです。

　そういう思いもなしに、簡単にみつかる「身体拘束をする理由」に流されているのが、今の医療現場……なのかもしれません。

> **施策**
>
> **身体拘束についての指針の策定**
>
> 　高齢者の人権を保護する観点から、医療機関において実施されている身体拘束についての指針を都道府県もしくは市町村で策定する。また、各医療機関においては、身体拘束の可否を判定する身体拘束小委員会を倫理委員会の下に設置し、たとえば、医師や看護師の判断によって身体拘束が実施された場合には、すみやかに同委員会に届け出るとともに、その妥当性の評価を24時間以内に受けることとするなど、一定のルールづくりを行っていくことが必要である。

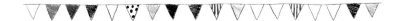

5　行き場のない高齢者たち

　100歳を超える高齢女性が発熱と食思不振で入院されました。同居する息子さん夫婦が自宅で看ておられたようですが、そろそろ限界だったんでしょう。入院中、このような電話がありました。

「嫁の体力も限界ですし、このまま転院先を探してもらえませんか？」

　よくある訴えです。もちろん、当事者として切実なのはわかります。なにしろ、息子さんご夫婦だって高齢者なのです。介護を続けるにも限界があるでしょう。

「わかりました。ただ、ご存知かと思いますが、すぐに転院先が見つかるほど、地域の状況もよくはないのです。肺炎の治療には、あと10日ほどかかりますから、その間に当院の地域連携室に頑張って探させます。それでも、見つからなければ、見つかるまでの間、ご自宅で待っていただくことになると思います」

　ちょっと酷だとは思いましたが、転院先がみつかるまで、急性期病院で療養を続けていただくわけにもいかないのです。これが地域医療の現実です。続けて、私は言いました。

「転院先が見つからなかったときのために、退院後の生活のこと

も調整しておいたほうがよいと思います。一度、ケアマネさんと一緒に病院に来ていただけますか？」

　息子さんは、「わかりました。そのときは仕方がないですよね」と言って電話を切りました。

　夕方、ケアマネさんが病院へ来られました。「ずいぶん急いできたなぁ」と思ったら、どうやら立腹されているようです。

「先生、私はヨシエさんと10年の付き合いなんですよ。だからわかるんですが、もう自宅で看るのは無理なんです。転院先を探してください」
「いえいえ、もちろん探しています。ただ、そう簡単に見つからないこともご存知ですよね」

　以後、いかに在宅で看ることが困難であるかを、ケアマネさんは延々と早口で話されていました。そして、最後にこう言われました。「だから、転院先を探してください」

　そのケアマネさんの話のなかで、「もうデイケアでは受け入れられないので、昼間にヨシエさんが1人になるときがある」という話が気になりました。そのデイケアはケアマネさんが所属しているクリニックの運営のはずです。

「どうして、デイケアは受け入れられないんですか？」と私は聞きました。
「ほとんど食事をとられないからです」とケアマネさんは答えました。

「なるほど、こちらでも数口程度のことが多いですからね。でも、ご家族とも合意していることですが、食べないときはそっとそのまま見守ることになってますよ」
「いえいえ、食べていただかないわけにはいきません」
「無理に食べさせると、誤嚥性肺炎を起こしたりと、あまりよいこともないでしょう」
「食べないから食べさせないということでは、介護放棄ということになりますからね。ウチではそういうことはしていません」とケアマネさんが断定するように言いました。

こういう状況がやってくることは、ケアマネさんなら、もっと前からわかっていたはずです。いままで準備をしてはいなかったのでしょうか？

「原則として……なんですが、急性期病院としては、治療が終わったら、もとの生活の場所におかえししています。もちろん、リハビリが必要ならば、そうした専門病院にご紹介することはありますが……。これまでも、ヨシエさんが徐々に弱ってゆかれることはわかっていたと思いますが、ケアマネさんとしては、どのような対応を考えておられたのですか？」

ケアマネさんの顔が少しひきつりました。「ウチのようなところが探してもダメなんですよ。こういう入院のときに探していただくのが、見つかる確率が高いんです」

う〜む、そうか……、たぶん、そのとおりなんでしょう。でも、そういう調整までセットで救急搬送されていては、地域の急性期病院はもちません。

「わかりました。ともあれ、全力で転院先を探すようにしましょう。見つからなかったときは、こちらの退院を延期せざるをえないでしょうね」

　ケアマネさんは「それがいいと思います」と挨拶し、面談室を出てゆきました。
　ある種の敗北感がありました。いったい何に負けたのか……？　たぶん、行き詰まった地域医療の現実に負けたんでしょう。ケアマネさんと私だけでは、どうするわけにもいかなかったのです。
　後日談ですが、このケアマネさんに「ご自分の親だったらどうされましたか？」と聞いたことがありました。その答えは「無理に食べさせないと思います」というものでした。誰しもわかっているのです、ただ、システムが硬直化して、それを許さなくなっているのでしょう。
　ヨシエさんは、その日の夜から忽然として食事をとらなくなりました。息子さんと相談して点滴は抗菌薬のみとしました。延命的な医療はなにもせず、ただ、私たちは、ヨシエさんをそっと見守ることにしたのです。
　慌ただしく医師や看護師が行き交う急性期病棟にあって、ヨシエさんの病床だけが静かな時間に包まれていました。病床の窓には、平和な沖縄の海が広がっていました。70年前の夏、鉄の雨がふるなか、子どもたちを連れて北へ北へと逃れた海岸です。

　　　　　　　　＊　＊　＊

　3日後、ヨシエさんは静かに息をひきとられました。100年生きて、そろそろ潮時と見図らわれたのでしょうか。穏やかな顔をされていましたが、私たちの無力さについて、少し憂えているような横顔でもありました。

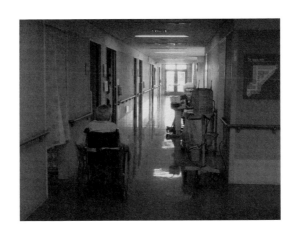

> **施策**
>
> **介護施設における医療機能の向上**
>
> 　介護施設においても、在宅酸素療法、経管栄養、吸痰などの医療処置が実施できるように、技術習得のための教育研修を実施すること。あるいは、訪問看護師などの在宅医療のリソースを有料老人ホームに提案することにより、医療処置が必要な入所者の療養が継続できるようにすること。とくに、介護施設でも看とりまでのケアが提供できるよう、積極的に 24 時間対応の訪問看護を入れて、介護施設に負荷をかけないようにすることも検討する。こうした支援の主体としては、市町村に設置されている地域包括支援センターや在宅医療・介護連携支援センターが考えられる。

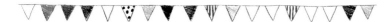

6 地域から信頼される病院

　早稲田大学の学生さんと一緒にビールを飲む機会がありました。大学では、地域における医師の確保を研究テーマにしていて、卒後は病院事務の仕事に取り組みたいと考えているんだそうです。

　「まずは、医師が働きやすい病院が必要ですよね」と学生さんが言いました。「地域に医師をつなぎとめるための条件だと思います」

　私が医師なので、彼なりに調子を合わせようとしてくれたのかもしれません。たしかに共感しますが、そこが出発点となることには同意できません。

　「そりゃそうだよねぇ。医者に限らず、職場が働きやすいにこしたことはない。でもさ、病院のことをボロクソに言いながらも、そこで働き続けている医者は少なくないよ。なぜだと思う？」
　「……」

　病院で働いたことのない学生さんには、ちょっと難しそうでした。伸びきった髪の毛で耳は隠されています。唇は真っすぐ一文字で、意志の強そうな目をしています。けっこう頑固者かもしれません。
　地域における医療提供体制を構築するうえで、医療従事者の確保は不可欠なものです。勤務環境の改善、チーム医療の推進、職員の

定着と離職防止、ワーク・ライフ・バランスの確立など、地域医療のなかで検討されるべき施策は多岐にわたります。ただ、医療従事者にとっての「魅力ある職場」をつくろうとして、病院の内側ばかりを磨いていても仕方のないことなのです。
　もう少し話をすすめてみます。

　「病院と医者の関係よりも、病院と地域の関係のほうが、医者の働き甲斐って意味では重要なんだよね。医者にとってクソな病院でも、患者さんから愛され、地域から信頼されている病院なら、やっぱり良い病院なんだよ。それは認めざるをえない。そして、少なからぬ医者が、良い病院で働きたいと思っている」

　学生さんは考えているようでした。私は「なんで早稲田に入学したの？」と聞こうかと思いましたが、ちょっと皮肉が強いのでやめました。それに病院は患者さんのためにあるのです。医者のためにあるのではないですからね。学生のためにある大学とは話がちがいます。

　「でも、それだけじゃないですよね」と学生さんは言いました。そして、考え込んでいるようです。不安定な沈黙。仕方がないので私はビールを飲み干しました。

　そう、それだけじゃない。何にだって言えることだけど……。すこし間をおいて、私は切り口を変えてみることにしました。

　「研修医のような若手はちょっと違うかもね。どちらかというと、よい指導医を求める傾向があるし、実力がつくかどうかを気にしている。て、その視線は病院のなかに留まってることが多いよ。

ま、それはそれでいいと思うけど……、でも、いずれ地域のために仕事をしていることに気づくことになる」
「だから、地域から信頼される病院をつくらなければならないと……」
「そうそう。当たり前の話なんだけど、これって、医師確保の前提だと僕は思ってんだよね。地域から信頼される病院づくりにおいては、医者だけが頑張ってても全然ダメ。むしろ、かなり事務方の実力が問われるんだ。あと、ソーシャルワーカーとか地域との窓口ね」
「なるほど」と、これには学生さんも納得がいった様子。
「もちろん、政策的に医学部卒業生を増やすことで、医師の供給量を確保することも必要だよ。でも、それで医者が零れ落ちてくるのを待っているようでは、やっぱり日本の地域医療の未来はないと思っている。医師の勤務環境を改善することも役立つだろうし、若手のキャリアアップを支援することも大切だ。でもね。一番大切なことは、患者さんから愛され、地域から信頼される病院をつくることだ。その本来の医療機関としての使命を達成することが、医師の確保につながるってことを僕たちは信じる必要がある。いや、それが信じられなければ、どう転んだって、日本の医療はおしまいだよ」
「もっと地域と密着した病院をつくらなければなりませんね。事務方にできることも多そうです」と学生さんは言いました。「ところで、地域が努力すべきことはあるでしょうか？」

「う〜む……」と、今度は私が考え込む番でした。自分のなかのパターナリズムを見透かされましたね。コンシューマー（消費者）ではなく、クライアント（契約者）でもなく、パーティシパント（参画者）として、地域は医療のために何ができるのでしょうか？

たぶん、まず関心をもつことでしょう。それを満たすためにも、やっぱり病院は地域に開かれてゆかなければなりません。

「直接の答えになってないけどね。ただ、ずっと前から、僕は言い続けてんだけど、医師の採用にあたっては、地域住民の意見を聞くべきだと思っている。とくに臨床研修病院では、研修医採用の面接官のなかに地域住民の代表を加えるべきだよ。医者たちだけで選んでいるうちは、地域との距離は空いたままだ。研修医たちには地域から選ばれたという自覚が必要だし、地域は研修医を選んだという責任を共有すべきだ」

「それいいですね」と学生さんは同意してくれました。「なんだか医師の確保って言っても、できることたくさんありますね」
「そうそう、景気よくやんないとね」と私は言いました。幸せなことに、やれることはたくさんあるんですから……。

> **施策**
>
> **研修医採用への地域住民の参画**
>
> 臨床研修病院では、研修医採用の面接官のなかに地域住民（市町村長、老人会代表、患者会代表など）を加える。研修医には地域から選ばれたという自覚をもたせ、地域は研修医を選んだという責任を共有する。そして、病院関係者と地域住民とのあいだで、どのような研修医の採用を目指すかについて事前に検討することで、病院の将来ビジョンを形成する機会とする。

♛ COLUMN

戦時下の医学部長

　戦火と混乱にさらされたイラクの首都バグダッド。そこにあるバグダッド大学医学部は、恐怖政治と経済封鎖、そして占領と内戦という混乱の時代にありながらも、決して立ち止まることなく医学教育を推進させています。
　もともと、イラク医療の水準は先進国並みであったといわれています。とりわけバグダッド大学の医師たちの知識、技術レベルは中東最高レベルで、多くの留学生が集う、医学教育のセンターとして輝いていました。けれども、1992年の湾岸戦争とそれに続く経済封鎖によって、イラクの医療インフラは崩壊の一途をたどり続けることになります。
　そんな時代に私は、三度にわたって現地を訪れ、イラクの医師や医学生との交流を重ねていました。イラクは経済封鎖により孤立し、医師も医学生も外との交流を断たれていました。そこに小さな風穴だけでも開けられれば、そして、制裁ではなく、交流によって、イラクの平和に貢献できれば、そんな思いがありました。
　ところが、むしろ勇気づけられ、そして教えられたのは私のほうでした。なかでも、バグダッド大学で医学教育を支え続けたムハンマド・アラウィ先生のことは忘れられません。

＊　＊　＊

　私がアラウィ先生に初めて会ったのは、1997年の夏のことでした。チグリス河は驚くほど豊かに水を湛えていましたが、日差しは焼けつくようで、気温は40℃を超えていました。
　汗を拭いながら学部長室に入ってきた私に、アラウィ先生はまず一杯の冷たい水を勧め、それを飲み干すのを見守ってから握手をしてくれました。そして、椅子に座るように合図したのでした。その一連のもてなしは、イラクの気候に慣れない者への心遣いに満ちていました。
　アラウィ先生は、がっしりした体躯で、首は私の太腿ぐらいありました。視線は鋭く、豊かな厳つい髭。しかし、その下には柔和な口元があり、ゆっくりと丁寧な英語で歓迎の言葉をかけてくれました。

「われわれが忘れられた存在ではない、ということが何より大切なんだ。君たちの訪問を心から歓迎する。何があろうとバグダッド大学医学部はここにあるんだ。会社は倒産できたとしても、われわれには、ここに患者がいるかぎり、人々の生活があるかぎり、優秀な医師たちを育成する義務があるんだ」

　その言葉には、強い決意のようなものが込められていたと思います。とはいえ、バグダッド大学医学部の実情がボロボロであることは、その前に病棟を案内されていたので、私にはわかっていました。
　設備は老朽化し、CTはもちろん、保育器、冷蔵庫に至るまでほとんどの医療機器は壊れていました。さらに、空調もすべて停止していて、室温は50℃近くなっています。消毒液は化学兵器への転用があるとのことで輸入禁止となっており、腐ってゆく患者の体と糞便の臭いが熱気となって病室に漂っていました。それは、大学病院の姿ではありません。いわば「患者の収容所」と呼ぶべき状況でした。さらに、医師は不定期に入ってくる医薬品を散発的に処方するしかなく、系統だった医療は不可能な状態となっていました。
　アラウィ先生に、そのことを遠慮がちに問いかけると、彼は毅然とした顔でこう答えました。

「確かに、設備はボロボロだよ。まさに弱者への無差別攻撃にわれわれはさらされている。しかし、患者にとって本当に必要なのは、最新の設備ではない。もし、設備を信奉するなら、良い医療は先進国でしか、都会でしか実現しないことになるだろう。必要なことは、医療者が、どんな場所や時間であっても患者のそばにいるということなんだ」

　この言葉は、世界の医療者にとって救いの言葉であると思えました。そう、「患者のそばにいる」、これが医療の原点なのです。アラウィ先生は、淡々と、しかし熱い言葉を発しつづけました。

「われわれは、何があろうと逃げ出しはしないさ。バグダッド大学医学部は、72人の教授、75人の助教授、60人の講師陣を常に維持して

♛ COLUMN

いる。彼らは医学研究と教育への熱い気持ちを見失ってはいない。今後も、中東随一の医師を養成してゆくつもりだ」
「医学教育も挫折してはいないのですね」と私は聞きました。
「厳しいものはあるよ。これが正直な気持ちだ。白衣を買うことすらできない学生もいるありさまだ。エコーも、レントゲンも壊れている。ところが皮肉なことに、患者の数は増加の一途で、学生の臨床機会は逆に充実してきている。さらに医療機器が使えないために、基礎的な手技が磨かれ、勘のいい優秀な医師が育ってきている。悪いことばかりじゃないってことさ」

こう言って先生は大笑いしました。逞しい方です。透き通った目は、楽観的に未来を見据えていました。こういう人物こそが、混乱期のリーダーとして求められているのでしょう。
最後に、アラウィ先生は、真面目な顔でこう話してくれました。

「この厳しい時代に、日本の医学生がわが校を訪れてくれた意義は大きい。われわれイラク人は日本人を本当に尊敬しているのだよ。日本人は戦後の荒廃から立ち上がり、今の繁栄を築きあげた。武力で奪ったのではない。平和の力で成し遂げたのだ。その日本精神に、われわれは学ばなければならないときがくるだろう。今のイラクは混乱に満ちている。しかし、イラクに平和が訪れるとき、それは日本人との交流のなかにこそ、その機会があると信じている」

訪問団長として、涙が出るほど嬉しかったのを覚えています。バグダッドまでの厳しい道程がすべて癒される思いでした。それと同時に日本人としての責務を強く思い知らされもしました。その後も3年にわたってバグダッド大学医学部を二度訪問し、小さな交流の足がかりを築くことになりました。これは、アラウィ先生の信念と激励に支えられた活動だったのです。

* * *

2003年7月27日のことでした。

その朝もアラウィ先生は、いつものように多忙な1日を迎えていました。すでに外来患者たちが、彼の診察室の前に列をなし、アラウィ先生は診療に追われていたということです。
　そんななか激しい腹痛を訴える患者がやってきました。その男は、脇腹が痛いと騒ぎたて、ほかの患者を押しのけて診察室に乱入しました。アラウィ先生は落ち着かせようとその肩を抱き寄せました。間髪を入れず男の懐から銃が抜かれ、その次の瞬間には、アラウィ先生の右眼から後頭部へと一発の銃弾が走り抜けていました。
　居合わせた妻のブシュラさんが抱き寄せたときには、頭部からサラサラと血液が床に流れ落ち、そして息絶えていたということです。享年52歳。イラク新時代に欠かせぬ逸材の、志なかばの最期でした。
　医聖ヒポクラテスは、医療で一番大切なことはクリニコス klinikos であると弟子に示したと伝えられています。クリニコスというのは、「病人の枕元で話を聞くこと」でした。クリニコスは、その後クリニック clinic となり、これを明治の先人は「臨床」と訳しました。素晴らしい訳ですね。
　アラウィ先生の「臨床」は、いまもイラクの医師たちに受け継がれています。イラク戦争とその後の混乱にあっても、ほとんどの医療者は病院を守り続けました。そして、いまもテロと内戦にさらされ、危険に満ちた状態ですが、バグダッド大学医学部は逞しくその役割を果たし続けています。

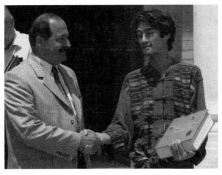

アラウィ先生と私〜バグダッド大学への医学書寄贈を記念して

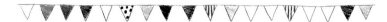

7 患者表現としての「不条理」

　月曜日に担当している内科外来でのことです。待合室で患者さんがご立腹とのことで、早めに診てほしいと看護師より声がかかりました。

　「たかだか風邪でこんなに待たせるなんて、ほかの病院では考えられないぞ！」

　ずいぶんと待たされたんでしょうね。申し訳ありません。でも、「たかだか風邪」とわかっておられるなら、総合病院の感染症内科ではなく、地域に密着している診療所を受診していただきたかった。こうした医療の適正利用についての説明が、まだ地域の方々に届いていないことも問題です。
　2014年（平成26年）の医療法改正では、「国民は（中略）医療を適切に受けるよう努めなければならない」（第六条の二第三項）とする条文が加えられました。これまで、医療提供体制を定める法律として、医療者と行政がどうあるべきかは書かれていましたが、利用者である住民がどうあるべきかは書きこまれていませんでした。この改正で、医療の質の向上と効率化に向け、住民の責務が明記されたことは画期的なことだったと思います。
　ただし、住民に責務が課せられたということは、行政には「住民が適切に医療を利用できるよう、わかりやすく説明する義務がある」ということでもあります。そして、医療には「行政が住民に適

切な医療利用について説明できるよう、医療連携の方針について明確化させておく義務がある」ということでもあるでしょう。医療を密室化させず、行政や住民としっかり向き合えるようにしていくことが、これまで以上に求められるようになったのです。

とはいえ、こうした医療提供体制を住民に明示しえたとしても、適正とは思えない受診行動や要求をする「困った患者さん」はいなくならないでしょう。いや、なくそうとすべきではないのかもしれません。私は臨床医の端くれとして、すべての患者さんには「不条理である権利」があると理解しています。初見では「困った患者さん」のようであっても、よくよく調べてみると重大な疾患が明らかになることもあるからです。

たとえば、救急車の適正利用について普及する活動を行えば、10件の不適正利用を5件に減らせるかもしれません。それはいいことかもしれませんが、さらに5件を0件に減らすよう求めるべきではありません。残りの5件のなかの1件には重大な疾患が隠されているかもしれないからです。その患者さんを助けるためだったら、4件の不適正利用は甘んじて受け入れるぐらいの柔軟さが必要ということですね。

患者さんが言語化できずにいたり、症状が軽微であったとしても、患者さんの身体が騒ぐというか、これはマズいと直観的に感じていて、傍目には不条理にうつる行動をとられることだってあるのです。つまり、「たかだか風邪」で騒いでいる患者さんがいたとしたら、医療者は「何かあるんじゃないか」と胸騒ぎする謙虚さが必要ということ。こうした患者さんの不条理さというのは、ときに大切なアピールなので、看過するわけにはいきません。

というわけで、私は、冒頭の騒いでおられる患者さんを優先的に診察することにしました。フェアであることよりも守らなければならないものが、私たち医療者にはあるからです。

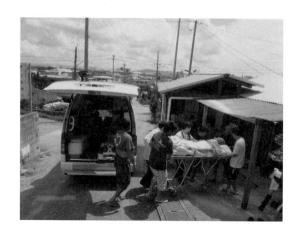

> 施策

住民が適切に医療機関を受診するための理解促進

　急性期や回復期、慢性期など医療機関が果たしている機能分担について、地域住民が適切に利用できるよう周知する。主として保健所と市町村が連携して、住民に対して地域の医療提供体制についてわかりやすく説明することが必要だが、このためには、まず医療機関が相互に協議を重ね、地域における医療連携の方針について明確にしておくことが求められる。

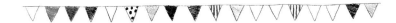

8 救急医療にみる鎮護のプロセス

「先生、テレビでやっているようなことは、ひと通りやってもらわないと困ります」

ご家族から求められ、呆然としました。救命救急センターで蘇生を行うかどうかの確認を求めたときのことです。90代の女性で急性腎盂腎炎と誤嚥性肺炎の重複感染症、脳出血の既往があり、寝たきり全介助……。いま、血圧も低下してきており、抗菌薬の効果が得られるよりも、ご本人の体力が限界となることが予測されていました。

「確かになぁ。テレビでは、みんな蘇生に成功するしなぁ。しかも、障害も残さず、すぐに会話してるしなぁ。トム・クルーズなんて、蘇生直後に回し蹴りしてたよなぁ」

でも、テレビが悪いのではありません。医療が密室化していて、病院で何が起きているのかを、私たち医療者が社会に伝えられていない責任だと思います。だから、ご家族は心肺蘇生について、テレビドラマぐらいでしかイメージできないのでしょう。

衰弱した高齢者に心臓マッサージをすれば、肋骨はボキボキ折れます。除細動器で電気ショックを与えれば肉が焦げる臭いがします。気管内に挿管すれば喉は傷つき、歯が折れることもあります。麻酔をしているわけではないので、これらの痛みは、朦朧とした意

識のなかでもご本人に伝わります。もしかしたら、最期の記憶とは、こうした激しい痛みに満ちたものとなるのかもしれません。

　ただし、こんな話、近しい死に直面したご家族にはしたくありません。脅迫するかのように蘇生を拒否させるのは、悲しみを助長することにもなりかねないからです。それでも、ご家族が「医学的にはほとんど無謀ともいえる延命処置」を要望されたときには、こんな話をしてしまうこともあります。いつも後味は悪いですね。

　同様の後味の悪さが、延命処置や胃ろうなどを紹介しながら尊厳死を読者に理解させようとする最近のメディアの論調にもあります。「病院の死」について無関心だったころと比べると、とても良いことだとは思うのですが、「死のネガティブキャンペーン」が展開されているような不安を覚えるのは私だけでしょうか？　あたかも「だからサッサと死んだほうがマシでしょ」といったメッセージが込められているかのようです。

　どこにすれ違いがあるのでしょうか？

　最近になって、救急医療における延命医療の選択の背景に御霊信仰（ごりょう）（のようなもの）があるように私は感じています。つまり、「急変（による死）」という「災い」を鎮護しようとする日本的なケアですね。

　延命的な医療介入が選択されやすい背景には、災いによって死んだり、非業の死を遂げた人間が、「祟り神」となって災禍をもたらすとして畏怖する信仰があるかもしれません。

　見るからに神の領域に近づいている老衰の高齢者に対して、「できるだけのことをいたしました」という「鎮めるための医療」をご家族が求めてきます。とりわけ先祖崇拝が根強い沖縄では、こんな宗教的な動機が急性期ケアで表出しがちな気がしています。

　正しい情報を提供するとか、本人の意思を尊重するということだけでなく、このような鎮護のプロセスについても、日本的ケアの側

面として考えておいたほうがいいのかもしれません。だんだん薄れゆく方向にあるとは思いますが……。

＊　＊　＊

　かれこれ10年前のことですが、こんなことがありました。

　私は福岡の国立病院で1年目の研修医をしていました。季節は冬で、病院玄関には大陸からの冷たい寒気が吹き込んでいます。そして、午後7時をまわったころ、心肺停止状態の老人を乗せた救急車が夜間外来に到着しました。

　80代の男性。確認すると瞳孔は完全に散大し、呼吸も心拍もありませんでした。つまり、医学的には死亡を確認できる状態でした。茶色く朽ちたような身体に、パリッと糊の利いた白いシャツが印象的でした。その夜の研修医当直だった私は、心臓マッサージを引き継ぎました。救急隊員の説明によると、その老人は自宅の居間でテレビを観ていたはずでしたが、妻が買い物から帰ってきたときには息をしていなかった、とのことでした。

　長らく肺気腫を患っていたようで、まあ、老衰による死と受けとめてもよい状態です。私は心臓マッサージを続けながらも、心肺蘇生のプロトコルを先に進めることに葛藤を感じていました。つまり、気管挿管（チューブを気管に挿入して人工呼吸を効率化する）、静脈路確保（血圧を保つべく点滴を開始する）、エピネフリン注射（強心薬を投与して心拍再開を促す）……。「ちょっと待てよ。本当にやるのか？」と私は躊躇していたのです。

　そのとき、やはり当直をしていた指導医のナカタ先生が処置室に入ってきました。男性の妻と思われる高齢女性と一緒です。私は自分にのしかかっていた倫理的責任の重荷から解放されて、肩の力が抜けるのを感じていました。あとは指示に従うだけでいい。情けないことですが、私には決められなかったのです。私がすべきことは

マッサージに専念することだけでした。
　やがて、ナカタ先生がいろいろと妻に説明しているのが耳に入ってきました。ご主人の心臓も呼吸も止まっていたこと。蘇生によって戻る可能性はほとんどないこと。どうやら気管挿管は免れそうです。あとは、妻が蘇生措置について「もう結構です」と言ってくれるのを待つばかり。心臓マッサージのリズムに白いシャツが揺れていました。
　しかし、その腰は折れ、何かにつかまっていなければ立ってすらいられないような妻が5分後に下した判断は、経験の長いナカタ先生にとっても初めてだったということです。心臓マッサージをしている私のそばに、よろよろと歩いてきてこう言ったのです。

「あのう、すいまっせん。あたしにやらせてはもらえんとでしょうか。すいまっせん。お願いします。教えてください」

　私は、あっけにとられて指導医をふりかえりました。ナカタ先生もびっくりした顔をしていましたが、ひと言、「教えてさしあげなさい」と私に指示しました。
　看護師が、背の低い妻のために、急いで足台を持ってきました。台に昇った妻に、私は手の置き場所と力加減を手短に教えると、「よおわかりました。これでよいですか？」と言って、弱々しくはあるけれども正確に心臓マッサージを開始したのでした。白いシャツがふたたび揺れはじめました。私が小さく頷き、「お上手ですよ。それで結構です」と言うと、妻は満足そうに、なんと微笑みすらこぼして、夫に語りかけはじめたのです。

「お父さん。あんたは、な〜んも自分のことができんかったけん、あたしがずっと一緒におってやったとよ。しまいにゃ心臓すら

あたしが動かしちゃらんといかんごとなって、情けなか人やねぇ. でもね、あたしは幸せやった。楽しかった。覚えとるね、中洲であんたが喧嘩したときのこと……」

　心臓マッサージを続けながら、夫に訥々(とつとつ)と語りだした妻に、救急のスタッフたちは呆然としました。いったい何がはじまったのかと、ほかの仕事をしていた看護師たちも集まってきたほどでした。
　しかし、ナカタ先生は片手を振って、スタッフたち全員に処置室を出ろと合図しました。人工呼吸を担当していた看護師もその場を外されました。私も彼女の後ろであっけにとられていましたが、はたと気がついて急いで外に出ました。こうして、処置室は妻と真の意味で死を迎えつつある夫だけとなりました。
　それから10分ぐらいが経過したでしょうか。処置室のドアが開いて妻が出てきました。そして、救急スタッフたち全員に繰り返し深々と頭を下げて、妻はこう言いました。

「ご迷惑をおかけしました。もう結構です」

　妻の目には涙のあとが残されてはいましたが、しかし満足そうな微笑みを浮かべていました。おそらく、逝ったばかりの老人もそうに違いないと、あのとき私は思ったのでした。

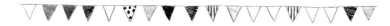

9　病院医療の居場所を探して

　90代の高齢女性が、初老の男性に担がれて救急外来を受診されました。主訴は「両下肢が赤く腫れた」ということでしたが、それより、救急のスタッフたちが驚かされたのは彼女の全身が放つ異臭だったようです。

　初老の男性は同居する長男でしたが、その長男によると、彼女は4年前から歩くことができなくなり、そのころから風呂にも入っていないとのこと。病院を受診することも、福祉を利用することもなく、ずっと家のなかでフケと垢にまみれて生きていたようです。

　救急の看護師たちは手慣れたもので、早速、彼女の体を丹念に洗い流していました。蜂窩織炎との診断により（感染症医である）私が呼ばれたときには、すでにサッパリとした表情でベッドに寝かされていたのでした。

　私が診察をはじめると、長男は困惑した表情で、私の指先を追いかけていました。口腔内は不潔で、舌圧子で拭うと灰汁のようなものがかきだされてきます。「入れ歯の掃除をさせてくれないんですよ」と長男が申し訳なさそうに言いました。

　胸腹部に異常所見なし。体幹には引っかき傷が散在していますが、疥癬ではなさそうです。一方、両側の腰部には大きな褥瘡がありました。黒く変色した壊死組織が付着しており、これは早めに削ったほうがよさそうです。

　「ご自宅ではベッドでしたか？」と私が聞くと、長男は「いえ、ムシロを敷いて、その上で寝ていました」と答えました。驚いて

「マットはなくて、硬い床の上ですか？」と問いただすと、「ムシロでしか寝てくれないのです。昔から……」と弁解するように長男は言いました。

　その初老男性の目を見つめ返しながら、私は、長野県で後期研修医となったばかりのときの失敗を思い出していました。

＊　＊　＊

　救急外来に運び込まれた80代の女性は、やはり猛烈な異臭を放っていました。オムツが重く垂れさがり、便汁が染み出しています。開けてみると大量の糞塊があふれ出てきました。息子と2人暮らしでしたが、あらゆる介護を放棄しているかのように私には見えました。食べ物をもっていっても口にしなくなったとのことで、ようやく息子は救急車を呼ぶ気になったようでした。

　救急搬送時から担当した私は、この高齢女性の在宅調整に全力をあげました。介護保険を導入し、村の保健師と連携し、ケアマネジャーと何度も打ち合わせ、「これなら安心して息子と暮らしてゆけるだろう」と納得できるケアプランを練り上げたのです。

　そして、退院前日、ケアマネジャーを交えて最後のカンファレンスをもちました。1週間の介護スケジュールを再確認したあと、私は息子に言いました。

「あなたの負担は最小限になったと思います。ただ、夕方のオムツ交換だけはあなたの役割です。よろしいですね」

　しかし、息子の返答は3年目の医者にすぎない私にはとても理解できないものだったのです。

「そんなの知るか！　クソまみれて死ぬなら死ねばいい」

私が患者さんのご家族にキレたのは、このときが最初であり最後です。正気を失った私は息子に暴言を吐き、そしてカンファレンスは崩壊したのです。
　のちに、この親子が暮らしている村の診療所長から諭されました。

「医療や福祉の手法をひけらかしても、やっぱり介護の主役は家族なんですよ。先生のやり方では、家族が取り残されていましたね。息子さんの気持ちを追い込んでいることに、もう少し早く気がついてほしかったです」

　息子の介護力のなさを私がほのめかすと、診療所長は少し厳しい口調で言いました。

「息子さんは何年も介護をつづけていました。誰の手も借りずに、食事をつくり、体をぬぐい、オムツだって替えていたんです。なぜ、できていないと言えるんですか？　親子の関係とは単純なものではないですよ。そこに先生が敬意をもてれば、流れは変わっていたでしょうね」

　私は黙り込むしかありませんでした。
　身体は、愛情に比べれば、はかないものです。だから、親たちはしばしば子どものために、身体を犠牲にします。むしろ、身体をそのように処することで子どもへの愛情を表現しようとすることもあるのです。体が弱ってくればくるほど、その傾向は強まるかもしれません。年老いた親が介護に抵抗するとき、子どもはどのようにふるまえばよいのでしょうか？　そこに思いを馳せることができていなかったのです。

＊　＊　＊

　沖縄県の病院で、ふたたび高齢女性をはさんで、白髪交じりの長男と向かい合いながら、そんなことをふと私は思い出していました。
　さて、問題の下腿へと診察をすすめてゆきます。水疱が多発しており、そのほとんどが破れ、潰瘍を形成していました。残存する水疱は緊満しています。おそらく類天疱瘡を強く引っかいて破ったものと思われました。
　長男が言い訳するように、「かくんですよ。やめろって言ったんですけどね」と言いました。低温熱傷ではないことを確認するつもりで、「電気マットをあてたり、ヒーターのそばに足を置いたりしませんでした？」と私は聞きました。
　すると、質問の意図を勘違いしたのか長男は「温めたほうがいいとも言ったんですよ。でも、嫌がるんてすよ」と言い訳を重ねていました。そして、「破れたところにはね。アロエを貼っていたんですが、あんまり効かなかったですね」と。
　病院に母親を連れてきて半日。多くの視線にさらされ、たくさんの質問を受け、指摘をされ、十分に彼は傷ついているに違いありません。その場の重たい空気を振り払うように、私は笑顔で言いました。もう、あの失敗は繰り返したくはないのです。

「ほんとうにご苦労さまでした。いろいろと頑張ってこられましたね。でも、よいタイミングで病院に連れてきていただきました。しばらく私たちに住せてください。今後のことも一緒に考えてゆきましょう。きっとこれからも幸せに生活できるようお手伝いができると思います」

長男はへたへたと椅子に座り込み、そして、小さく「ありがとうございます」と呟いていました。

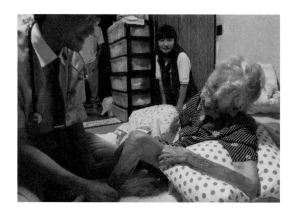

> **施策**
>
> **地域包括ケアシステムを理解するための研修会などの開催**
>
> 　入院患者の「生存」だけでなく、住み慣れた自宅や介護施設での「生活」が続けられるよう、早くから医療依存を軽減させることを治療目標に据えてゆく。そのためにも、急性期病院で働く医療従事者に対して介護施設の機能について理解を深めるための研修機会を設けるなどして、地域連携に向けた能力を向上させることが必要である。また、核家族化で高齢者のことを知らない若い医師が増えていることから、地域の高齢者のメンタリティやライフスタイルに応じた医療が選択できるよう、とくに研修医の段階から地元の高齢者の生活について体験（ホームステイ）できるような機会を設けることも、生活を支える医療を実践するうえでは必要になると考えられる。

♛ COLUMN

アラビアの看護師

　話は 15 年ほど前に遡ります。ヨルダンの安宿で昼食の準備をしていたときのことでした。私はパンを切ってバターとアンチョビペーストを塗り、それをナイフで半分にしました。このときから、なんとなく違和感はあったのですね。離人感とでも言うのでしょうか。自分の体が自分のものではないような感じです。次に、コップにヨーグルトを注ぎはじめましたが、それはなんだか現実ではないような、映画のワンシーンのような気がしていました。その次の瞬間、激しいめまいとともにしゃがみこみ、嘔吐しました。床を這ってトイレにたどりつくと、今度は激しい水様便が何度も続きました。

　ヨルダンに滞在して 2 週間。小さなプロジェクトを抱えていた私は、とりわけ忙しく炎天下を駆けまわっていました。体力を消耗していたのはわかっていたのですが、「これはただごとではないな」と直感しました。念のために体温を測ると、38.6℃ でした。

　しぶり腹が一段落するのを待って、私は慎重に荷物をまとめ、意識を保つことに集中しながら階段を降りてゆきました。そして、宿の親父に頼んでタクシーを手配してもらい、なんとか『アラブ中央病院』の救急外来に到着したのです。

　　　　　　　　＊　＊　＊

　救急外来の入り口で、もはや私はタクシーを降りることもままなりません。若い医師や看護師らに担がれて、私は救急外来のベッドに寝かされました。採血、便の採取、そしてすぐにルートが取られ、点滴がはじめられました。私の頭越しに、大声でアラビア語がやりとりされています。何度もライトが私の瞳孔を照らしています。次第に不安がこみあげてきました。なぜ瞳孔をみるんだろう？　それほど重症なのか……。

　私は朦朧としながらも、なるべく丁寧な英語で叫びました。

「私は医学生です。誰か、誰か英語で説明してください」

第 1 章　病院医療の葛藤と限界　51

♛ COLUMN

すると、耳元で誰かが話しかけてくれました。

「君は日本の医学生か？」
「4年生です」と、私はようやく理解できる言語にほっとしながら答えました。
「そうか、検査結果が出るまで待て。とにかく君は極度の脱水状態だ」

それから30分ほどが経過しました。補液によって脱水が改善してきたんでしょう。拡散していた私の意識も集まってきた感じです。目の焦点があうようになってきました。すると、見上げる視界に40代ぐらいの医師の姿が入ってきました。ひげ面ですが、優しい目をしています。

「おそらくシゲラだよ。いま、アンマンで流行しているんだ。わかるな」
「細菌性赤痢」と私はつぶやきました。
「そういうことだ。このまま入院してもらう。5日間点滴すれば、きっと良くなる」

＊　＊　＊

エレベーターに乗せられて、私は12階の個室に運ばれました。医師たちは病棟看護師に指示を済ませると、私に「心配するな」と声をかけて去っていきました。そして、私はひとりきりになったのです。壁掛け時計の針が午後7時を指していました。いつの間に、こんなに時間がたってしまったのでしょう。私はまた不安な気持ちになっていきました。スタッフの大声が飛び交う賑やかな救急外来から、いきなり静かな病室に移されたこともストレスでした。このとき初めて気がついたのですが、救急外来と個室とでは、あまりにも環境が違いすぎます。

真っ暗な部屋で、私はじっと時計を眺めていました。午後8時、9時、10時。時計は気まぐれに進んでいるように思えました。あるときは早く。しかし、ときにはじっくりと10分間を刻んでいました。私は点滴の針につながれたまま、白い壁に掛かっている時計の針を追い続けていました。

ちょうど午前0時になったときです。とうとう私はパニックに陥っ

てしまいました。異国での不安と寂しさのあまり、体が震えはじめたのです。もう少しで点滴針を引きぬいて暴れるところだったと思います。日本語を話したくて仕方がありませんでした。

　私を支えたのはプライドだけだったと思います。日本人として恥ずかしいところを見せたくない。私は全力で精神を落ち着けることに集中しました。頭を殴ったり、本を壁に投げつけたり、ありとあらゆる代償行動をしました。そして、人に見せられる状態にまで自分を引き戻してから、私はナースコールをしたのです。

　来てくれたのは20代の若い看護師でした。アラブ人には珍しく、ひげを蓄えていない、あっさりした感じの男です。

「どうした？」と彼は言いながら、本やコップの散らばった室内をちらりと見回しました。そして、「気分でも悪いのかい？」と屈託のない笑顔を浮かべました。「この状況を前に屈託なく笑える人間はすごいな」と自分でやらかしていながらも、私は妙に感心しました。

　そこで、私はそいつに賭けてみることにしたのです。涙声で、自分がナーバスになっていること、この箱のような病室が耐えられないこと、時計と点滴のリズムが怖いこと、それらを訴えました。

「そうか、少し話し相手になってやろうか」と彼は言いました。私はカッとして、「お前なんかのアラブ訛の英語など聞きたくない」と言い返しました。コールしていながら、まったく患者というのは不条理なものです。

「困ったな、どうしたらいいだろう」と看護師は苦笑いをしました。英国風の発音を意識しているのがよくわかります。それでも私は「日本語以外は受け付けないぞ！」と彼に追い討ちをかけていました。もはや駄々っ子ですね。プライドなどかけらも残っていませんでした。

　でも、彼は最高の看護師でした。最後に私が「だから睡眠薬をくれ」と言うと、「オーケー、でも散歩も悪くないぞ。俺はなるべく黙っているから」と気軽い調子で私を誘ったのです。

♛ COLUMN

＊　＊　＊

　私たちは屋上に行ってみることにしました。歩きながら、彼はほどよいリズムで話しかけてくれました。「黙ってるって言ったのに」とも思いましたが、しかし彼の英語は鬱陶(うっとう)しくもなく、不安にもならないリズムでした。「本当に黙っていられたら、たぶん不気味だったろうな」と私は思いかえしながら、彼の他愛のない話に相槌をうっていました。

　屋上に着くと、彼はベンチに座るよう私を促しました。病院は郊外の高台に位置しているようで、首都アンマンが一望できる場所です。白壁の乾いた街並みが水銀灯に照らされて眩しく光っているのが見えます。モスクのミナレット（尖塔）が、星空に錠を降ろすようにそびえていました。

　しばし、そのイスラームの景色に心を奪われたあと、「ふー」と私はため息をつきました。すると、その若い看護師が白衣のなかから文庫本を取り出しました。井上靖の『シルクロード紀行』。私が壁に投げつけていたのを拾ってきていたようです。

「声に出してこれを読めよ。聞いててやるから」と彼は言いました。

　少し戸惑いましたが、彼に従うのがよいような気に私はなっていました。そして、それは確かなことでした。「法顕の旅」の章を朗読していると、だんだんと気持ちが穏やかになってきたのです。不思議なことだと今でも思いだします。たぶん、彼が真剣に耳を傾けていてくれたからなんでしょうね。3ページぐらいを朗読して、心地よい疲労感とともに私は顔をあげました。そこでは白壁の街並みが、やはり輝いていました。

「もう寝るかい？」と看護師が言いました。私は小さくうなずきました。

　病室に戻りながら、「あの話、どうだったかな？」と私は意地悪にも井上靖の感想を求めました。すると、彼は平然とした顔で「まあ、よくある話だよね」と言ったのでした。

部屋に入ると、彼はカーテンを閉めて電灯を消してくれました。私は布団に潜りました。そして私たちは「おやすみ」と言いあいました。やがて訪れたのは、静かで、穏やかなアラビアの眠りでした。

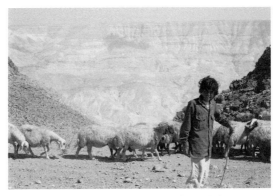

アンマンからエイラトへの道（ヨルダン）

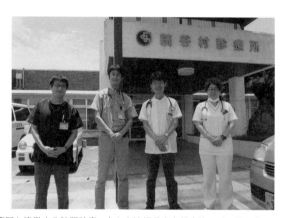

診療所と協働する訪問診療。左から沖縄県立中部病院で呼吸器を専門とする医師、感染症を専門とする私、そして診療所の医師と看護師とで看とりの近い高齢者の自宅へと向かいます

第2章

地域と連携する
病院医療へ

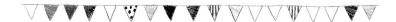

1 戦後史は団塊世代とともに

　厚生省の誕生は1938年（昭和13年）のことです。戦時体制が拡大してゆくなかで、「国民ノ健康ヲ増進シ体位ノ向上ヲ図ル」ことを「設置ノ理由」としていました。前年に陸軍大臣であった寺内寿一が、閣議において徴兵検査不合格者増加についての懸念を表明したことがきっかけだったと伝えられています。強い軍隊をつくるという目標があったんでしょう。

　しかし、終戦後の厚生省に与えられたミッションは衛生状態の改善へと変わります。帰還兵からの感染拡大が危惧されたマラリアや赤痢への対応。あるいは性感染症の拡大を防ぐにはどうすればいいかということ。

　そんな時代に、医療法という法律が制定されます。1948年（昭和23年）、まだまだ、日本の衛生状態はひどいものでした。ですから、医療法の主たる目的は、衛生ルールを定めるものでした。

　医療機関の量的整備が急務とされるなか、医療水準の確保をはかるため、この法律のなかに病院の施設基準も決められました。病院を各地に建設するにあたって、「病院とは何か」という定義づけが必要だったのです。官民一体となって医療アクセスの向上に邁進します。皆保険制度と相まって、誰しもが病院を受診できる国家へと発展しました。

　1985年（昭和60年）、医療法は2つめの性格をもつことになります。それは、量的調整としての病床規制です。病院整備が全国的に達成されたことに伴って、今度は、医療資源の地域偏在の是正と

医療施設の連携を推進する必要が出てきました。これが、二次医療圏ごとに病床数の上限を定める「基準病床数制度」です。

　日本では、国民の皆(みな)が保険料を納めている以上、政府は医療提供のリターンを保障しなければなりません。有限資源を適正に配置する目的から、一定の規制が必要となってきたわけです。とくに都市部の増床を抑制することで、医療サービスや従事者を地域に分散させる必要がありました。

　それからの厚生省は、高齢化の進展に伴う要介護者の増大や、疾病構造の変化に追い越されまいと、この量的調整に悪戦苦闘します。

　1992年（平成4年）の第二次改正では、特定機能病院や療養型病床群が制度化されました。1997年（平成9年）の第三次改正では、診療所への療養型病床群の設置や地域医療支援病院制度の創設が行われました。2000年（平成12年）の第四次改正では、療養病床、一般病床の区分が創設されました。

　さらに、2006年（平成18年）の第五次改正では、単なるボリュームの調整ではなく、とくに広範かつ継続的な施策が必要な疾患（当初は、がん、脳卒中、急性心筋梗塞、糖尿病）や事業（救急医療、災害医療、へき地医療、周産期医療、小児医療）に焦点をあて、医療提供の流れを整理しようとしました。

　このように、最近の医療法では、衛生ルール、病床規制に加え、3つめの性格としての医療の役割分担へと重点が移ってきているのです。

　そして、2014年（平成26年）の6月に第六次の医療法改正が行われました。これが直近の改正となります。この改正は、医療の役割分担を地域との連携にまで広げようとしていることに特徴があります。人々の暮らしの一部として、医療提供体制はどのように位置づけられるべきか……。これを都道府県ごとに医療計画の一部とし

て策定することが定められ、医療法で「地域医療構想」と名付けられました。

　急性期医療から回復期、慢性期、さらに在宅医療・介護まで、一連のケアが切れ目なく提供される体制を整備し、限られた医療・介護資源を有効に活用する仕組みを構築してゆこうというのが、この地域医療構想を策定する趣旨です。そして、医療・介護・介護予防・住まい・生活支援が包括的に確保される「地域包括ケアシステム」を地域ごとに構築することが求められるようになります。

＊　＊　＊

　このような改革が急がれている背景には、日本が縮減社会に入ってきていることがあります。いま、毎年、日本から小さな県一個分の人口が消滅しています。その一方で、高齢化が急速に進展しており、団塊の世代が75歳以上となる2025年には、国民の3人に1人が65歳以上、5人に1人が75歳以上となります。このため、疾患を有する高齢者も増加し、医療と介護の需要が急速に増大する見通しとなっており、現在と比すれば4割前後の増加になるとの見通しです。

　これが、いわゆる2025年問題の背景なのですが、ほとんどの人は、そのことに気づかずに生活しており、自分の老後も今と同様の社会サービスが受けられるものと夢見ています。これでは理想と現実のかい離は進むばかり……。「人口構造にかかわる変化ほど明白なものはない。見誤りようがない」とは、経営の神様ドラッカーの言葉ですが……同時に、人口問題は気がついたときには「手遅れ」だということも多いのです。

　有病者、要介護者という数字だけでは見えてこない課題もあります。世帯構成が変化し、高齢者のみの世帯が増加することが見込まれているからです。たとえば、1980年における男性の生涯未婚率

(50歳時の未婚率；子孫を残せるかに注目した指標）は2.6％でしたが、2015年は22.7％であったと推計されています（下図）。恐るべき変化ですね。こうして未婚のまま高齢になる人が増えていきます。独居の高齢男性が増えていくわけです（次頁図）。この地域とのつながりが乏しく、支え合いが希薄な人たちの買い物をどうするか、ゴミ出しをどうするか、郵便物はどうなるのか……。そういう暮らしの問題の1つひとつを解決しながら、医療と介護の役割を明確にしてゆかなければなりません。

　とりわけ、「無縁」状態のままに独居の高齢男性が増えてゆけばどうなるのでしょう。ゴミ出しする体力がなくなれば、ゴミに埋もれてゆくかもしれません。行政からのいろいろな文書も、きっと封も開けられずに放置されたままです。外食することができなくなれ

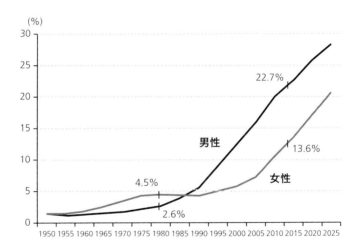

日本の生涯未婚率の推移

資料：国立社会保障・人口問題研究所「人口統計資料集」、「日本の世帯数の将来推計（全国推計）」
（注）生涯未婚率とは、45～49歳と50～54歳未婚率の平均値であり、50歳時の未婚率

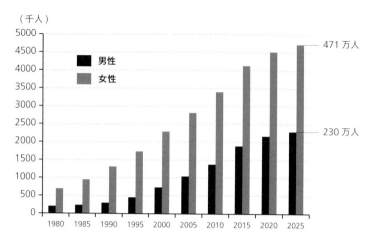

日本の一人暮らし高齢者数の推移

資料　総務省「国勢調査」、国立社会保障・人口問題研究所「日本の世帯数の将来推計」　(注)「一人暮らし」とは、上記の調査・推計における「単独世帯」のことを指す

ば、そのまま餓死することすら心配されます。

　もはや危機管理なんでしょうね。私たちは、「職縁社会」から外れた彼らを、もう一度、地域社会のなかに位置づけてゆかなければなりません。医療と介護の資源が限られているなか、地域医療の制度改革だけで達成できるはずもなく、共助のネットワークの構築といった「地域づくり」が前提となるのでしょう。

　医療というのは脆弱なシステムで、とくにバランスの悪いところから崩れてゆくものです。きっと、医療従事者は逃げ出さずに食い下がるでしょうが、医療だけで弱者を守りきれるという幻想に、医療者も住民もしがみついてはいけません。

　経済成長による下支えが約束された国づくりの話ではありません。人口が縮減し、地域が過疎化し、経済も縮小してゆくなかで、私たちが弱者を見殺しにせず、しなやかに安定感をもって下り坂を

下りてゆけるか……。まさに、日本人の力の見せ所といえるのかもしれません。

市井の内科医として率直に申し上げますが、結局のところ、2025年を乗り切るうえで大きなカギとなるのは、団塊の世代における死生観の形成だと思っています。今のように「老衰による死」への理解がないまま、延命的な医療が常態化していては、地域医療はとても持ちこたえられません。

もちろん医療者側にも責任の一端があります。しっかりと延命医療がもたらす結果について情報提供を心がける必要があります。ただし、下の世代から「こうあるべき」といった口出しするとヘソを曲げる人たちでもありますから、あまり死生観について誘導しようとすべきではないでしょうね。

彼らは高度成長の担い手というイメージですが、思想的にも優れた世代だったと思います。たとえば、橋本大二郎、中沢新一、沢木耕太郎、上野千鶴子、橋本治、村上春樹、内田樹、あるいは小田和正、北野武……。彼らに共通しているのは、自分自身の「生き方」をぶつけながら思想を論じる名手であることだと思います（戦前生まれの焼け跡世代は「自分のことはさておき」でした）。

で、いま期待できるのは、彼らが少しずつ「（自らの）死に方」について議論をはじめてくれていることです。これが世代全体を巻きこむムーブメントとなり、団塊の世代が「伝説の世代」となるかどうか……ですね。でも、私個人としては、彼らはカッコよく死んでくれると信じてますよ。

大事なことは、現役世代の私たちは、団塊の世代の豊富な社会経験を活かしつつ、もう一度、社会化を進めるための仕掛けをしておくこと。そして、正しい情報提供に努めながら、彼らの思想形成を待つということ……。そこから先は信じるしかありません。余計なことはしない。

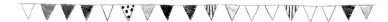

2 制度に依存しないケアの文化を

　地域包括ケアシステムという言葉は、当初は介護保険の制度改革のなかで提起されました。しかし、その概念は拡張してゆき、現在では、医療と介護の一体改革の中核的な概念として、繰り返し行政サイドから提唱されるようになっています。
　地域医療の改革にあたっても、患者さんのニーズに応じた医療提供体制を構築するばかりではなく、地域包括ケアシステムとの連携が不可欠となります。このことについて、行政からの文書では「切れ目のないサービス提供を地域で実現する」といった文言が並びがちですが、病院で働いている医師の立場からは、どうも漠然としていて掴みどころのない感じがします。
　そもそも、地域包括ケアシステムというものが、1人ひとりの高齢者において、どのような意味をもつのかわかりにくいですね。入院を回避することでしょうか？　医療費を節約することでしょうか？　あるいは、死に場所を確保することでしょうか？　いろいろと誤解されることの多い言葉でもあります。
　この言葉、一応、法律で定義されています。

　　「地域包括ケアシステム」とは、地域の実情に応じて、高齢者が、可能な限り、住み慣れた地域でその有する能力に応じ自立した日常生活を営むことができるよう、医療、介護、介護予防（要介護状態若しくは要支援状態となることの予防又は要介護状態若しくは要支援状態の軽減若しくは悪化の防止をい

う。)、住まい及び自立した日常生活の支援が包括的に確保される体制をいう。(医療介護総合確保促進法第2条第1項)

やっぱりわかりません……。現場から積み上げたものではなく、行政から鳥瞰したようなイメージだからかもしれません。むしろ、高齢者の生活が遠のくような気すらしてしまいます。「包括的に確保」というゴール設定も不明確ですし、そもそも主体が見えませんね。このことが、いくら行政が地域包括ケアシステムとの連携という旗を振っていても、医療機関では空回りしてしまう原因になっているように思えます。

実態として、地域包括ケアシステムとは発展途上の概念であって、行政としても明確なイメージをもち切れていないのです。むしろ、地域ごとに形成されるべき「高齢者を支えるネットワーク」であって、そのコンテンツは地域にある資源や自主的な取組に依存するものと考えている節もあります。

地域医療構想の策定に当たっては、医療提供体制の構築だけではなく、地域包括ケアシステムの構築についても見据える必要があり、そのためには、医療機関の自主的な取組や医療機関相互・地域の医療関係者間の協議等による連携が不可欠となる。(地域医療構想策定ガイドライン／2015年)

標準化されたなんらかのシステムイメージを押し付けないことに意味があるのかもしれませんね。考えてみれば、高齢者の暮らしの支え方が地域ごとに異なるのは当たり前のことで、行政から示されるのを待つのではなく、私たちが「地域包括ケアシステム」をつくってゆくしかないのだと思います。そして、私たち医療者としては、その過程で密接に連携をとりながら、距離を測ってゆくことが

求められているのでしょう。

　個人的には、「地域包括ケアシステムとの連携」とは、まずは「地域での生活をリスペクトすること」が基礎になると考えています。とくに、診断しなければ、治療しなければという自らの想いに耽溺することなく、地域での生活に還元することを意識しながら、患者さんのニーズの（三歩先へと進みすぎるのではなく）一歩先ぐらいで診療することが大切なんだろうと思います。

　一方、地域包括ケアシステムの側では、不可避に訪れる認知や身体機能の低下をあらかじめ想定しながら、先手を打つように高齢者の暮らしを支援してゆくことが求められます。たとえば、エレベーターのないアパート2階に暮らしている高齢者については、階段昇降が困難になったときを想定して早めに1階への引っ越しをすませておくといった対応ですね。

　医療が進みすぎることのないよう心がけ、福祉は少しだけ先を歩んでゆく。こんなふうに歩みを揃えることができたら、もっと地域で、高齢者が安心して暮らしてゆけるようになるのではないでしょうか。

＊　＊　＊

　朝11時には退院予定だった患者さんでしたが、なかなかご家族が迎えに来てくれません。よくある話ではあります。ただ、このときばかりは、予定時刻を12時になっても音沙汰がないので、患者さん本人もうなだれています。

　そこで、病棟看護師が自宅に電話をかけてみると……、「今日はオジイの退院ということで、家族でお祝いをしています。気がつくと、みんな酔っぱらってしまって迎えに行けません」とのこと。

　「いやぁ、沖縄らしいなぁ」などと感心している場合ではありません。代わりに迎えに来ていただける親戚を探し出し、なんとか

13時の退院にこぎつけたのでした。よかった、よかった。

　ところで、この高齢男性。月に数回は自宅で転倒しているとのこと。そんなにコロコロ転んでいては、今回の入院理由である誤嚥性肺炎を予防するより、転倒予防のほうがよっぽど予後を決定すると思われました。たとえば、国内で実施された調査では、大腿骨頸部を骨折した方のうち8.1％が1年以内に死亡していることが確認されています[1]。高齢者にとって転倒とは「致死率の高い事故」なんですね。そこで、そのまま親戚の車を追走して、自宅訪問させていただきました。

　男性の部屋は畳敷きの奥部屋でした。台所から一番離れた上座なのかもしれませんが、台所の横にあるトイレまでは距離があります（沖縄でよく見かける高齢男性の居所配置）。しかも、たどりつくまでに段差が2か所もあるのです。そして、部屋では、布団に常時寝かされていたようでした。これでは立ち上がるだけで、体力を消耗してしまい、歩き出したときにはフラフラでしょう。そこで、「日中すごすスペースを確保しませんか」、「トイレまでの段差をなくす改築をしませんか」、「転びやすいところに手すりをつけませんか」、「介護用のベッドをレンタルしませんか」とアドバイスさせていただきました。

　皆さん、酔っぱらっていたようですが、かろうじて長男のお嫁さんがメモを取ってくださり、「できることからやってみます」と答えてくれました。
　快気祝いの宴会で破目をはずせる陽気さ、ハレの日を作れる力量は、介護のある家庭には大切なことだと思います（尊敬します）。

[1] 辰巳徹志：高齢者大腿骨頸部骨折患者の生命予後. 骨・関節・靱帯 2002,15(2),139-144

ただ、平時には、細かいところのサポートも忘れないでくださいね。そこをそっと支えるのが地域包括ケアシステムなのでしょう。さらには、システムから心のこもったカルチャーへと高めていけたらと思います。そのためにも、できるだけ制度に依存させないケアの文化を育むことも大切です。医療改革が推進されることにより、社会保障制度は、より集約化され、適正化されるでしょう。そして、日本の高齢者は「病」のみならず、「生」までをも制度に依存させることになるかもしれません。

　制度に依存して生きる人々というのは、裏返せば、制度によって殺されうる人々でもあります。私たち医療機関はセーフティネットとしての制度を確保しつつも、なるべく制度に依らずとも弱者が生きられるよう、地域や家族の底力を高めるようなかかわりをもっていかなければなりません。そうしたなかで病院として何ができるのか、地域文化の支えとなるべく模索してゆく必要があります。

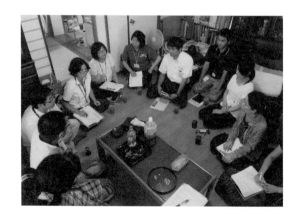

> 施策

ヘルスケアに対する地域住民の関心を高めるため戦略的啓発

　カルチャーとしてのヘルスケアが地域に根差すためには、住民のなかに高齢化や介護、在宅医療についての話題が日常化することが必要である。地域の高齢者がどのように介護され、慢性期や終末期のケアが行われ、そして看とりを迎えているか。介護に直面している人たちばかりでなく、幅広い層からの関心を集め、地域全体の当事者性を高めてゆかなければならない。こうした話題が、学校、職場、居酒屋など住民が集まる場所で自然に語られるようになるには、どのような仕掛けが効果的か検討すること。そして、この話題についてのインフルエンサー（影響力のある人物/職種）を地域ごとに把握し、そのインフルエンサーに正しい情報を伝えること。正しい地域情報へアクセスできるよう行政のウェブサイトを整備することも重要である。

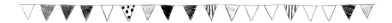

3 効率化にある落とし穴

「地域包括ケアを推進することって、高齢者福祉の効率化になるんでしょうか?」

いい質問です。学生でこのような疑問が生まれるってのは勉強してるんでしょうね。彼は山口大学医学部の5年生ですが、厚生労働省のインターンシップ(医系技官について職場体験をする実習)のために上京していて、現役の技官が集まる飲み会の場で私の隣に座ったのでした。

「省内でそんなこと言ってた人がいたの?」私は聞き返しました。
「いえ」青年は口ごもりました。「そうじゃないですけど……。でも、医療と介護の効率化の話のなかで、地域包括ケアって必ず出てきませんか?」

すこし無防備な発言です。若さ……なのかもしれません。打ち込まれるスキがなければ、人間としては成長できませんから。

「地域包括ケアって、簡単に言うと、高齢者の暮らしを支えるシステムのことだ。効率化の話題に限らず、これからの高齢者行政の議論において地域包括ケアを避けることはできないよ」
「なるほど。では、効率化とは次元が違うということですか? もっとベースになる施策だと」

なかなか飲み込みが早い。頭がいいんでしょう。

「高齢者の暮らしを支えるシステムなんてのは、古来からあるものだよ。それこそ、飛鳥・奈良の律令時代にだって、布施院だとか、救孤独園みたいなのがゆるやかに制度化されていた。あのころは、交易の活性化と租税制度が完成したことで農村で単一作物が作られるようになり、飢饉による打撃が深刻になった時代だ。中央集権化が完成して人の移動が活発になり、全国的に疫病が流行するようにもなった。こうして農村社会が飢饉と疫病に繰り返し襲われるようになったことで、必死で支え合いのシステムを模索したんだ。そんな現場の先頭に立ったのが勧進聖(かんじんひじり)だったよね」

医学生はキツネにつままれたような顔をしています。頭のいい人間は、こうやって振り回したほうがいいのです。じっとしてると、手元のリソースで簡単に解釈してしまいますから……。かまわず私は話をつづけました。

「そう、今にはじまったことじゃない。未曽有の高齢化に現代社会が直面するなかで、やっぱり何とかせんといかんということで、用語の発案者はべつにして地域包括ケアという概念を行政がブチ立てたわけ」
「現代の超高齢社会に対応するシステムとして、地域包括ケアを提案したということですね」と、青年は時代の潮流を踏まえた理解を示してくれました。
「そうそう」私は大きくうなずきました。「だから、たしかに効率化は行政の最大の関心事なんだ。でも、地域包括ケア自体には効率化が内包されていない。ここは注意しないと」
「地域包括ケアを推進しても、効率化という仕掛けがないまま

だったら意味がないですね」
　「意味がないかどうか……。質の向上も大切なことだから、そのバランスのとりようは地域ごとに決めてったらいいと思うよ。でも、地方の政治家にとっては、効率化を喧伝しても票にはならないからね。どうしても質の向上に偏りがちだ。これを市民社会がどう乗り越えるかが課題だよね」

　私たちはビールをやめて、焼酎にしました。あらためて杯を酌み交わしたところで、医学生が話題を進めてきました。

　「療養病床から在宅医療に切り替えることって効率化ですか？　家にかえしてあげたいと僕も思いますが、でも、効率化とは逆行するような気がするんですけど」

　そのとおりですね。でも、彼は勘違いしています。

　「君のなかには２つの誤解がある」と私はオッサンらしく断定的に言いました。「それらの誤解を解消してからじゃないと話にならない」

　医学生は、オッサンの言い方に青年らしくムッとしたようでしたが、それでも私の話を聞いてみたいと思ったようでした。私の杯に焼酎を注ぎ足してから、話の続きを待っています。

　「まず、１つめ。療養病床から在宅医療への移行というのは、いま入院している患者を外に放り出すって話じゃない。そんなことしたら大混乱だよ。これからは在宅で療養できるよう、高齢者の医療依存を減らしていこうという提案でもある」

「あ、そうなんですね」医学生は新鮮な驚きの表情を浮かべました。「2025年を目途として計画を立てるってのは、10年かけて高齢者の生き方を再考するってことでもあるわけか……」

「うん。日本の療養病床に数多くいる寝たきり全介助、胃ろう、気管切開……こういう終(つい)の生き方、いや、生かされ方について考えなければ、療養病床から在宅医療への移行なんて意味のある議論にならないんじゃないかな」

「北欧なんて、胃ろうを開けてる高齢者はいないそうですね」

「そうらしいね。ただ、勘違いしてはいけないのは。胃ろう造設しなくても元気に暮らせる社会ってことじゃなくて、食べられなくなったら死んでる社会ってことだからね。そういう覚悟があるかっていうと、ほとんどの日本人にはないと思うけどね」

医学生は、しばらく寸法を目測するような顔で私を見ていました。言ってることは確かそうなんだけど、すべてを納得してもいいんだろうか……といったところでしょう。

「先生、2つめの誤解って何ですか？」と医学生は私を促しました。

「話を続けよう。2つめは、在宅医療を自宅にかえすことだって考えていることだ。これだけ独居者が増え、家族の介護力が低下している現状にあって、自宅での医療提供は目指すべき形態じゃないよ。自宅でなくとも暮らしを実現することは可能だ。その人にとって暮らしやすい環境であれば、あえて自宅にこだわるべきではない。施設だったら、暮らしを保ったまま効率性を実現できる可能性があるだろ」

「在宅医療には、介護施設も入っているんですか？」医学生は再び驚いているようでした。

「そうだよ。厚労省が在宅医療というときには、自宅だけでなく

特養とか、老人ホームで行われる医療も入っている。在宅死の統計にだって、施設死が含まれている。気づいてない人が多いけどね、すでに厚労省は、自宅医療だとか、自宅死なんて目指してないよ」
「介護施設だったらケアの効率性を最大化できるかもしれませんね」
「う〜ん」と私はうなりました。たしかにそうなんだけど、彼の言い方には引っかかるものがあります。

「そういや、君、マザー・テレサの施設でボランティアしたことがあるって言ってたよね」
「ええ、昨年、カルカッタの『死を待つ人々の家』に行ってきました」
「僕も活動したことがあるよ。20年も前のことだけどね。ところで、今でも入所者が水を飲む時間って決められてるの?」
「そうですね。食事の時間、シャワーの時間、トイレの時間、それに水を飲む時間も決められてました」
「あんなのはケアじゃない。シスターによる支配だ。そう思わなかったか?」

青年は息をのんでいました。ノーベル平和賞が贈られたマザーの活動について、こんなふうに批判することなど想定していなかったのかもしれません。
しばしの気まずい沈黙。医学生が口を閉ざしたままなので、私は話をつづけることにしました。

「入所者たちは、しばしばベッドの番号で呼ばれながら、決められた時間に決められた場所で食事をし、水を飲み、トイレに行き、そして消灯時刻に眠らなければならない。すべてが外界から遮断さ

れ、いたるところに十字架が掛けられ、マリア像が見下ろしている。そして、シスターたちの判断が絶対のルールであって、入所者たちの意向が反映されることはまずありえない」

「たしかに、そうでした」と医学生は事実関係として同意しました。

「僕はね、同じころにタイのプラパットナンプーという寺院でボランティアをしたことがある。当時は死を待つしかなかったエイズ患者を支援していた寺院だ。マザーの施設と対照的だったね。この寺の入所者たちは、実に勝手気ままな生活をしていたよ。食事の時間はあるにはあるが、食べたくなければ食べなくてもいい。あとで食堂で食事をすることもできた。消灯しても入所者たちは外を散歩しており、ギターを弾いている人のまわりに輪ができていたりしたものだった」

「行ってみたいですね」医学生は興味をもったようです。「それにしても、どうしてそんな違いがあるんでしょう」

「マザーの施設では入所者が信頼されていないんだよ。シスターたちは、入所者につける隙を与えれば、それは混乱のもとだと考えている。たしかに、施設の外に出れば、そこは混沌(カオス)のインドだ。それを恐れ、キリスト教的な秩序(コスモス)を望むのなら、インド人である入所者は完全に支配され続けなければならない。でも、これが悪循環をもたらしているんじゃないだろうか。入所している120人の自主性を排し、支配するためには人手が必要となる。だから、世界中からボランティアが集まっているんだ。一方、200人のエイズ患者が暮らすプラパットナンプー寺には、海外からのボランティアなどほとんどいなかった。いなくてもやってゆけるんだよ。自主性を与えられた入所者たちが、互いに助け合いはじめているからね」

「先生がどうしてこの話をしているか、なんとなくわかってきました。日本における高齢者ケアのことを言ってるんですね。私たち

は、たとえば、認知症の高齢者を信頼していない……」

「病院や施設のシステムに高齢者をはめ込もうとするなら、そのようなケアは支援ではなく支配だ」と私はふたたびオッサンらしく断定的に言いました。「そんななかで効率性を目指すのなら、きっと悪循環に陥るだろう。支配には抵抗する。これが人間だからね」

まあ、より良きシステムがあると信じる世代に抵抗してきた、私たち尾崎豊世代の咆哮でもありますが……。気がつくと焼酎の徳利が空いていました。ずいぶんと話し込んだようです。次にあるべき話題は、効率性を目指すこと自体が適切なことなのかってことですが、それは次の機会にいたしましょう。

> 施策
>
> **機能低下を想定した高齢者支援の実施**
>
> 不可避に訪れる認知や身体機能の低下をあらかじめ想定しながら、先手を打つように高齢者の暮らしを支援してゆくことが求められる。さらには、どのように終末期を迎えるかについても、医療側のみならず、介護・福祉側も想定しながら少しずつ備えを進めておかなければならない。かかりつけ医とケアマネジャーなど福祉担当者との日頃からの連携が必要である。また、市町村は、介護保険の認定をより円滑に実施にして、手続きの遅れが退院にあたっての在宅療養調整の阻害要因とならないようにすることが求められる。

♦ COLUMN

弱者が支え合うコミュニティ

　チェンマイ行きの電車に乗って、バンコクから北へ3時間ほど行くとロッブリーという街に到着します。この街はずれにエイズ専門のホスピスを運営しているプラパットナンプーという寺院があります。田園の静けさに包まれたそこは、汗水流してボランティア活動をする場所というよりは、穏やかに死に逝く患者たちと語り合うところでした。1990年代、エイズ患者を助けることが難しかった時代のことです。

　境内正面には、ご遺体の安置所と火葬場がありました。その奥には本堂、事務所、そしてホスピス棟があり、これらを取り囲むように、患者たちが生活するバンガローが並んでいます。ボランティアもまた、そのバンガローの1つを借りて生活することになります。

　ここに暮らすエイズ患者は200名以上ですが、実はボランティアはほとんどいません。人手が足りないようでいて、元気なバンガロー住まいの患者たちが、ホスピス棟の患者たちのケアをしていて満たされていました。しかも、いずれ自分たちの問題であるからか、とても丁寧で熱心なんですね。

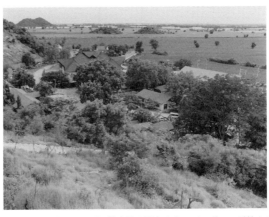

寺院全景。寺の本堂とホスピス棟を取り囲むようにバンガローが並んでいる

♛ COLUMN

　このことを創設者のアランコット師に指摘すると、流暢な英語で「コミュニティ・リハビリテーションですよ」と私に教えてくれました。ただ、その真意を理解できていないことを察したようです。彼はこう付け加えました。

　「エイズ患者だから寝ていなさいというのは間違いですよ。障害者であれ、エイズ患者であれ、不足しているごく一部のニーズを満たしてやることができれば、自立することが可能なのです。その道筋をつけることをリハビリテーションと呼びます」

　こう言って、アランコット師は、確認するように私の目を覗き込みました。なるほど、リハビリテーションとは、健常者のようになることが目標ではありません。「自立した生活を目指す過程ということですね」と、私は自ら再確認するように言いました。

　「そう。ただし、その過程とは必ずしも個人で自立する必要はありません。支えあいのなかで自立できれば、それは立派なリハビリテーションの成功なのです」
　「なるほど」と私は相槌を打ちました。アランコット師も小さくうなずき、そして話を続けました。
　「できる人ができない人を助けるように協力すれば、それがエイズ患者たちであっても、コミュニティ全体としてニーズが満たされることが可能なのです。それが、コミュニティ・リハビリテーションという概念です。別にエイズ患者だからって驚くことはないでしょう。誰だって不完全ですし、いずれ死ぬわけです。この寺で活動していれば、人類社会そのものがコミュニティ・リハビリテーションで成立していることに、やがてあなたも気がつくはずです」

　アランコット師は1955年生まれ。仏門に入るまでの彼は、タイのエリートコースを順調に歩んでいました。タイの名門校であるカセトサート大学工学部を卒業後、オーストラリアに留学して学位も取得しています。1984年、文化省に入省。高級官僚としての道は確固たるものでし

た。そして、1990年、彼は35歳で仏門に入ることを決意します。ただし、当初は数年の予定でした。再び還俗してキャリアに戻ることも、タイのエリートには珍しい話ではありません。

ところが、1991年、訪れた先の病院でアランコット師は「人生最大の衝撃」を受けることになります。

彼が見たのは末期のエイズ患者。死にかけている若い男は恐れられており、病院の隅に押しやられ、医療はもちろん満足な介護も受けられないでいました。それどころか、家族すらも面会に訪れようとはしないというのです。人々はひそひそと噂しあっており、そのすべてが彼の人格を否定する内容でした。患者は苦しみの声をあげ続けており、ひたすらに死を請う言葉を並べたてていました。

僧院に戻ったアランコット師は、激しい挫折感と虚無に襲われたということです。人々を助けることこそが彼の人生の目標でしたが、その1人のエイズ患者を救うことができなかったばかりか、彼自身、エイズが恐ろしくて、患者に話しかけることすらできなかったのです。いったい、仏道とは何であろうか……。彼は悶々とした時間を過ごし、やがて自分の人生を投げうってでも、この命題と正面から向き合う決意をしました。

その試みは、1991年、派遣されていた小さな寺院プラパットナンプーで始まります。アランコット師は寺院の境内にエイズ専門ホスピスを開設。まず、8人の末期エイズ患者を受け入れたのです。

こうして設立されたエイズ専門ホスピスは、アランコット師の卓越した運営手腕によって、5年で500床を超える規模にまでになりました。一方で、拡張主義に陥らず、持続可能性に十分に配慮している点にも注目しなければなりません。彼が唱えるコミュニティ・リハビリテーションによって、弱者が支え合うコミュニティとして、規模を大きくしながらも寺院は結束を深めているからです。

もちろん、「エイズを治療しようとするのではなく、患者がエイズを受け入れられるよう説くことが大切」という仏教由来の理念（諦観）が、行き場を失った患者たちの救いとなっていることもあるようでした。彼らは、断られ、否定され、阻害され、ようやくプラパットナンプーに流れ着き、「やすらぎ」を見つけることになるのです。

♛ COLUMN

　そんなプラパットナンプーのボランティアには、特段の医療も看護・介護の技術も必要とはされていません。とにかく、患者の傍らにいることだけ。あとはその場でニーズが生まれます。すなわち、口のきける患者には耳を傾け、口がきけなくなっても耳の聞こえる患者には語りかけ、口も耳も目も使えなくなってしまった患者でも、とにかく体に触れてそばにいることを伝えつづけること……。

　専門性にこだわらず、患者たち自身の視線で助け合うコミュニティ。仏教伝統のケアとして、いまもアランコット師の指揮のもと、ロップリーで地道に続けられています。

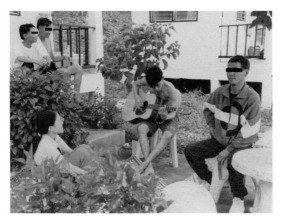

綿菓子のように柔らかな時間。ここで患者たちは、ゆったりと溶けてゆく

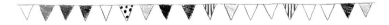

4 プライマリ・ヘルスケアにおける5つの原則

　一般の方には、「プライマリ・ケア」という言葉のほうが馴染みがあるかもしれません。地域の診療所などにおける一次医療、あるいは初期診療のことです。ここでの「プライマリ」という言葉は、病院を中心とした医療システムを前提としていて、より高次のセカンダリ・ケア（二次医療）が存在します。一方、プライマリ・ヘルスケアにおける「プライマリ」には、人々の健康をより根源的に実現するためのアプローチという意味が込められています。ここでは、プライマリに対するセカンダリは存在しません。

　プライマリ・ヘルスケアとは、1978年にWHOとユニセフの合同会議で採択されたアルマ・アタ宣言において示された方法論です。アルマ・アタとは、会議が開催された旧ソビエト連邦の地名（現在のカザフスタンのアルマティ）に由来します。

　この宣言では、ヘルスケアを地域に普及させるためには、単に病院を建設したり、薬やワクチンを配布するばかりではなく、地域住民との連帯、地域文化や環境への配慮、そして、政治や経済、教育、開発、宗教、さらに新たなテクノロジーといった他の分野との連携を深めることで、地域の総合的な発展を目指してゆくべきことが確認されています。

　それでは、プライマリ・ヘルスケアとは具体的に、どのように実践されるのでしょうか？　その基本的な柱とされる5つの原則を紹介します。

(1) 住民のニーズ指向性

　地域におけるヘルスケアについて、医療者や援助者が一方的に決めてしまうことはできません。まずは住民のニーズを把握することから始め、そのニーズを満たすことを志向することが求められます。えてして援助者は、自らの「援助したい」というニーズに耽溺しがちなので注意が必要です。ただし、ここで言う「ニーズ（必要）」とは、「ディマンズ（要求）」とは異なります。

(2) 住民の主体的参加

　住民にとって健康とは与えられるものではありません。住民自らが、自分たちにとって重要な健康問題は何であるかを発見し、かつその解決には何が必要なのかを考えなければならないのです。さらに、そうした手づくりのヘルスケアを自分たちで維持、管理してゆくことが求められます。

(3) 地域リソースの有効活用

　ヘルスケアを実現するにあたっては、その地域にもともと存在しているリソース（人的、物的、制度的）を最大限に活用することが求められます。地域保健プロジェクトとは、何もない荒野を耕し、種を植える行為ではありません。よく大地を観察し、そこにある小さな芽を見いだす姿勢が求めます。日当たりを良くし、水をあげて大切に育むことで根づいてゆきます。援助者は、「どうせ地域には何もない」とか、「住民には解決能力がない」といった偏見を乗り越えることが必要です。

(4) 適正技術の使用

　住民が利用しうる技術の範囲内において、地域のヘルスケアは達成されなければなりません。ニーズを満たしうる健康戦略であったとしても、その地域で維持管理できなければ失敗します。こうした失敗を回避し、適切なプロジェクトを企画するためには、地域の財源や技術力、電力などのインフラストラクチャー整備状況、気候風

土や文化、そして習慣など種々の要素を十分に吟味することが求められます。

（5）多分野間の協調と統合

地域におけるヘルスケアは、政治や経済、教育、宗教、そして新たなテクノロジーといったさまざまな分野と相互に影響を及ぼし合っています。だからこそ、これらとの連携を深めることで総合的な発展を目指さなければなりません。すなわち、プライマリ・ヘルスケアは、自らを包括的な社会システムの発展計画の1つとして位置づけておく必要があります。

私自身、地域で保健医療プロジェクトを立案するときには、いつも、この5原則をチェックリストのように想起しています。たとえば、介護施設での看とりができるよう支援してゆくとしましょう（あくまで例示）。

（1）そもそも、高齢者やその家族は介護施設での最期を望んでいるのだろうか？　医療者の価値観の押し付けじゃないだろうか？　そうしたニーズを把握しているような地域研究を検索しよう。

（2）看とりのあり方について、もっと住民を巻き込んだ議論をしてゆく必要がありそうだ。住民に正しい理解を提供しながら、看とりについてのニーズを掘り起こしてゆこう。

（3）介護施設の看とりに医療が介入しすぎると病室になってしまうので、なるべく介護施設にあるリソースの範囲内で看とりができるようにしてゆこう。そのためにも、すでに自施設で看とりを実現している介護施設の好事例を学んでゆこう。

（4）介護施設の担当者や家族、そして何より本人に無理のないような看とりを実現してゆこう。担当者のトレーニングを充実させるほか、医療によるバックアップ体制について再確認しよう。

(5) 医療や介護という閉じた世界で構築するのではなく、これを足掛かりに地域の多様な分野と連携してゆこう。学校、企業、NPO、そして宗教などが、地域の高齢者が豊かに老いて、死んでゆくために、貢献できることがないか呼びかけてみよう。

と、いった感じになります。ええと、こうした選択的なアプローチを「邪道」とする人たちがいることも、一応、付記しておきますね（論争になるので詳しくは書きません）。

当たり前のことなんですが、健康とは自己管理できることが条件です。いくら検査データが良くても、自己管理できていなければ健康とは言えません。医療で縛りつけながら、「データがいいので健康です」という詭弁を弄するべきではありません。

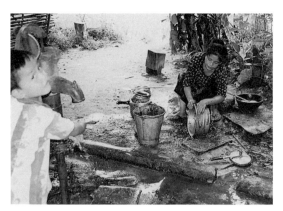

ネパール東部の農村で泊めていただいた家でのスナップ。お母さんが、カレーがこびり付いた鍋を泥で磨いていました。まあ、きれいになるんでしょうが…… 問題は、少年がトイレのあとに手洗いをここでしていたこと。こうして泥には糞便が流れこんでいるわけです。感染症のリスクを大いに高めていると思われますが、さて、どうしましょう？ 旅行者が指摘するのは簡単です。でも、実際に生活スタイルを変えてゆくには、生活者自身が問題を認識し、改革するアイデアを見いだしてゆくことが必要です

保健医療システムについても同じこと。地域における医療サービスは、病院だけでなく、家庭、学校、企業などあらゆるレイヤーで提供される必要がありますが、いずれにせよ住民によって自己管理されていなければなりません。途上国であれ、先進国であれ……支援者が心がけるべきことかと思っています。

> 施策
>
> **住民参加による医療改革の実現**
> 　地域における保健医療システムの議論にあたっては、住民すべてのグループ（ジェネレーション、ジェンダー、障害の種類や程度など）が参加できるように保障し、とくに若年層や子どもの参加は、できる限り促進されなければならない。さらに、議論の場へのアクセスが脆弱な人々（施設入所者、離島住民など）についても、特別な手段をとる必要がある。

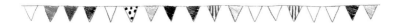

5　急性期病院から地域へ踏み出す

　沖縄県立中部病院では、2011年（平成23年）より在宅医療を実践する地域ケア科を立ち上げています。退院後の療養に不安のある患者さんやご家族の相談に乗り、退院直後のフォローアップを行っています。そして、疾病や障害を抱えながらも生活が軌道に乗ったところで、地域の診療所に紹介して、急性期病院の役割は終了となります。ただし、余命1か月以内と考えられる悪性腫瘍の患者さんについては、私たち自身で集中的な訪問診療を看とりの日まで行っています。

　当初は、「急性期病院から出て診療するのは非効率ではないか？」と指摘されることもありましたが、医師が入院している患者さんを毎日回診し、看護師がさまざまなケアを提供する病棟での医療と比べると、早めに在宅医療に切り替えたほうがマンパワーを注がずにすむという認識が共有されるようになりました。在宅緩和ケアについても、訪問看護ステーションや介護事業所など地域との連携さえあれば、病院医師が自ら赴いたとしても、診療時間は短縮し、ベッドも空くわけで効率的になっています。

　在宅医療をしっかり支えることが、これから病床を確保していくうえでの要点になってくるでしょう。病院経営の面でも、在宅療養への安心を提供する後方支援をしっかりすれば、軽症者は在宅にシフトして、収益のよい中等症以上の入院で病棟が埋まるようになります。しかも、症状が改善すれば安心して早期退院していただけるので、病床の回転もよくなります。こうした共通理解があれば、急

性期病院による在宅医療も受け入れられてゆくと思っています。

　実のところ、病院のなかでは「自宅にかえせるものならかえしてやりたい」という主治医や病棟看護師の強いニーズがあったので、根付くのにはそれほど時間がかかりませんでした。むしろ、地域と呼吸を合わせるのに少し苦労があったように思います。たとえば、訪問看護師が医師に夜間連絡することを躊躇したり、医師を待つことができず搬送してしまったりと、これまでつくられてきた地域の看とりのバランスがあったので、そこに勇み足で介入することなく、ゆっくりと溶け込むようにと我慢することも必要だったのです。

　いまあらためて振り返ってみて、自前の訪問看護ステーションをもたなかったことは良かったと感じています。自前のステーションで自己完結していると、病院の論理から抜け出せなかったかもしれないからです。地域の訪問看護ステーションと一緒に仕事をすることで、地域について多くのことを教わり、育てていただくことになりました。本当に感謝しています。

　実際、さまざまな訪問看護ステーションや介護施設と息を合わせることに、細心の注力が求められました。エンゼルケアをやってくれるところとそうでないところなど、ステーションによって実施しているケアやスタンスに違いがあったので、病棟が違えどケアの内容が標準化されている病院医療に慣れてしまっていた医者としては戸惑うことが多かったですね。私たちが参入することで地域ケアの文化が乱されるようなことがないよう、新参者としてのわきまえを忘れないようにしました。

　1つ、この活動を始めてみて予想外に困ったことがありました。それは、私たちが終末期の在宅緩和ケアをしていることが知られるようになってから、私たちの病院で診ている方ではない患者さんからも在宅医療の依頼が来るようになってしまったことです。

どの地域でもそうだと思いますが、沖縄県にも「がん難民」のようになっている方がおられるのですね。でも、私たちは、そうした方々の終末期のキャンプをつくろうとしているのではありません。沖縄県のフラッグシップである研修病院の1つとして、がん患者を難民化させないよう、最後まで責任を果たせる急性期病院としてのモデルを形にしてゆきたいと思っているのです。なので、原則として院外からの紹介は受け付けていません。心情的にはなんとかしてさしあげたいと思うのですが、私たちも在宅医療に専従しているのではなく、急性期病院としての役割を果たしながら、その延長線上として在宅医療を提供しているのです。私たち自身のキャパシティを超えてしまうと、すべてのバランスが崩れてしまいかねません。できることから始めて、できることをしっかりやる。これが地域医療の継続性のコツでしょう。

　病院から地域へ出て活動しようと考えている方がおられましたら、まずは訪問できそうな患者さんから始めてみることをお薦めします。厳密に適応を考えたり、公平に実践したりしようとすると、たぶん疲れるだけです。相性のよい患者さんでの成功体験が自分を強くすることでしょう。訪問看護師さんなど周囲のスタッフの信頼にもつながり、徐々に支えてもらいやすくもなってきます。このことは、患者さんだけでなく、診療所との関係や在宅ケア事業所との関係にも同様のことが言えますね。言うなれば、「易しく始めると、成功体験が周りに伝わる」ということです。

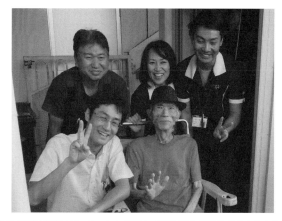

地域の訪問看護ステーションと連携して終末期の在宅患者さんを支える

> 施策

地域連携のための多職種研修会の開催

　地域の医療と介護による切れ目のないサービス提供を実現するため、多職種間の相互理解や、情報共有を推進する必要がある。市町村は、お互いの業務の現状を知り、忌憚のない意見が交換できる関係を構築するなど、現場レベルでの医療と介護の連携が促進されるような研修の場を提供してゆくことが求められる。研修会の最初の目標は、他のセクターに対して抱く漠然とした要求や不満について、それぞれの参加者が具体的な課題として明示できるようにすることである。また、実際に地域で発生している「多職種連携に関わる困難事例」についても収集し、これを素材としたグループワーク研修を開催する。この研修は、多職種が協働して解決のプロセスを共有しながら同じ方向に向かっていく手法を体得することが目標となる。

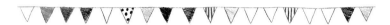

6 「在宅医療」をめぐる4つの誤解

　「地域包括ケアシステム」とは、簡単に言えば、高齢者が自分らしく暮らせるように支えるシステムのことです。病院医療もまた、そのシステムの一部をなしています。これまで病院に期待される役割とは、入院治療を必要とする患者さんを断らないことでした。その象徴が「断らない救急医療」であり、世界に誇るべきレベルで日本は実現してきたと思います。

　ただ、そのアクセスを保証してきた結果として、病院医療が水膨れのようになっていることを率直に認めるべきでしょう。そして、行き場のない高齢者が病院のベッドに寝かされ、入院が長期化するにつれ医療依存が高まっているのです。ゼロリスクを求める風潮により、慣れない入院生活で不穏となる高齢者への鎮静薬が増量され、転倒予防のための身体拘束が黙認（要求）され、1日中ベッドに寝かされたままで身体機能が廃絶してゆきます。また、食事量が不足しているからと点滴され、やがて経鼻胃管が挿入され、それゆえに食欲も失われて嚥下機能も廃絶してゆきます。

　なんとか退院調整がついて生活の場に戻れたとしても、こうして医療依存が高まった高齢者は、身体機能のバランスが崩れており、頻繁に救急搬送されるようになっています。すぐに誤嚥性肺炎を発症したり、あるいは心不全を増悪させて、病院と介護施設とのあいだを行ったり来たりしながら、やがて自分がどこにいるかがわからないままに、あるいは自分にとって居心地のよい場所など、どこにもないままに命を閉じてゆくのです。そんな悲しい死を、あまりに

も私たちは目撃しすぎています。

　現代日本に見られる高齢者の医療依存の進行は、その尊厳に少なからぬ影を落としています。そして、そのきっかけが病院にあることを認めざるをえません。病院の入口をしっかりさせたいま、これからは出口をしっかりさせてゆくことが求められています。つまり、地域包括ケアシステムとの連携推進ということ。とくに、病院医療として重要な連携先になるのが「在宅医療」なのですが、この議論を始める前に乗り越えておくべき誤解が4つあると私は感じています。

　第一の誤解は、「在宅医療の目的とは、自宅での暮らしを支えるものだ」という誤解。これだけ独居者が増え、家族の介護力が低下している現状にあって、自宅医療は目指すべき医療提供体制とはいえません。自宅でなくとも暮らしを実現することは可能です。その人にとって暮らしやすい環境であれば、あえて自宅にこだわるべきではないでしょう。実際、厚生労働省が在宅医療というときの「在宅」には、「自宅」だけでなく「介護施設」も入っています。ところが、政策の方向性を「自宅医療」だと勘違いしている人は、医療関係者においても多いようです。

　とくに、自宅での看とりは高齢者が希望する理想の1つではありますが、世帯構成の変化によって難しくなっていることは事実です。というわけで、これからは介護施設での看とりを定着させることが課題になってきました。

　沖縄県立中部病院でも試行錯誤中ではありますが、少しずつ有料老人ホームなどでの看とりを支援することが増えています。介護施設の担当者のなかには、不安を口にされる方もいますが、最初から看とりを前提にすることなく、「ダメだと思ったら病院に運んでいいんですよ」と声掛けしてさしあげることが大切です。

　ゆっくりと衰弱しながらも、眠るような入所者の様子をみて、介

護施設の担当者が「これだったら最期までうちにいてもらったほうがいいのかもしれませんね」と言ってくださいます。こうした経験を重ねながら、介護施設での看とりを定着させてゆければと思っています。なお、介護施設にも常勤の看護師がいますが、彼女たちは日常業務で忙しく、さらに看とりというストレスがかかることを恐れています。介護施設であっても積極的に24時間対応の訪問看護を導入して、介護施設の看護師に負荷をかけないようにすることがコツかもしれません。

　第二の誤解は、「医師による訪問診療が拡充されれば、患者さんが早期に生活に戻れるようになる」というもの。たかだか月に数回、医師が定期的に訪れるようになれば、退院後の生活が成り立つなんて幻想ですよね。むしろ、施設整備など状態に応じた暮らしの場の確保や訪問看護との連携による日常的なケアの拡充こそが在宅復帰のカギになると理解すべきです。

　医師に関して言えば、今後、拡充すべきは往診（状態の変化した患者さんに対して、ご家族や施設からの求めにより訪問して行われる診療）を行うことができる在宅医です。慢性期病床からの地域移行を推進しながらも、訪問診療（通院が困難な患者さんに対して、定期的に訪問して行われる診療）しか対応できない在宅医を増やしていると、いずれ救急受診が激増して病院医療がパンクしかねません。

　これからの在宅医療には、「急変時の対応」の強化が求められているのです。沖縄県もそうですが、断らない救急が充実している地域ほど、在宅高齢者が「とりあえず運ばれる」傾向があります。もちろん、緊急性が高ければ搬送することが望ましいのですが、発熱は認めるものの本人は比較的元気であるとか、基礎疾患の症状が少し強めに出ていて内服調整が必要だといった状況ですら、急性期病院に運ばれている地域が少なくありません。やはり、休日夜間に搬

送されて初対面の医師に最初から調べられるよりは、経過をよく知るかかりつけの医師に在宅で治療方針を考えてもらうほうが、ご本人もご家族も納得のゆく経過となることが多いと思います。

　こうした在宅医療の体制をとってゆくため、外来通院と在宅医療の両方の機能を1人の医師が診療所で担っているようなミックス型在宅支援診療所であれば副主治医制を導入したり、在宅医療特化型の在宅支援診療所や複数の医師が当番を組める在宅支援病院を充実させることが必要です。機能強化型の訪問看護ステーションを増やしてゆくことも求められています。

　第三の誤解は、「在宅医療が拡充されれば、効率化が実現して社会保障費の節約になる」というもの。在宅医療の推進というのは、数を増やせばよいということではありません。訪問診療が必要な患者さんを増やしてゆけば、マンパワーの面でも、コストの面でも、非効率になってしまう可能性があります。2025年に向けて私たちは、「真に必要な患者さんに在宅医療を集約化させる」という、適正化こそ推進しなければなりません。

　実際、通院困難についての明確な定義がないまま、診療報酬による比較的オープンな誘導が行われてしまったこともあり、「本当に医師が出向くべきなのか」についてほとんど問われないまま訪問診療の対象患者が増えてしまいました。けれども、通院困難でありながら、なぜかデイケアには通えている方とか……、これって変だなと気づいてゆく必要があります。

　もちろん、通院支援のヘルパーが確保できないから、代わりに医師や看護師が出向かざるをえない状況が現実にあることは否定しません。ですが、福祉の仕組みが不完全だから医療にやらせるという意味では、「社会的入院」と「社会的在宅医療」の根っこは同じです。おかしいと声をあげて、変えてゆかなければなりません。

　たとえば、ヘルパー機能付きのデイケア−診療所巡回バスを市町

村で準備するとか、診療所や病院内に市町村がヘルパーを配置して待合室のケアを担当させるとか……、身体機能によらない通院困難は福祉の問題なので、福祉の仕組みを作って解決すべきでしょう。

　その一方で、通院可能なことはわかっているのだけれども、医師が出向くほうが効率的なこともあります。それは、介護施設に出向いたついでに複数の入所者の診療を一気にやってしまうというものです。ときに悪徳な在宅医療であるかのように批判されることもあるようですが、実は、介護施設から診療所へと高齢者をピストン輸送するよりは効率的なこともあるはずです（デイサービスに隣接した診療所など）。このあたりは、地域ごとに検討すべき課題かもしれませんね。

　第四の誤解は、「在宅医療は診療所がやるものであって、急性期病院には役割がない」というもの。しかし、急性期病院には、在宅医療を後方から支援することが求められています。地域包括ケアシステムと連携した退院支援や診療所の後方支援、あるいは退院後のフォローアップについて、実際に在宅医療に出向かないまでも、診療報酬上も評価されるようになっています。

　とくに、退院支援については、ケアのしやすさや生存そのものを目的とした調整ではなく、高齢者を暮らしに戻してゆく、そうした観点から、入院したそのときから支援が求められています。ご家族も退院支援を行う主要なメンバーですから、「元気になったら連絡ください」といった感じで病院にまかせきりにすることなく、高齢者とは徐々に体力を落としてゆくものだという理解のもとに、退院支援に積極的にかかわっていただくようにしてゆかなければなりません。

　ただし、病院が診療所と連携して在宅医療をしっかりやってくれるからと住民が寄りかかってくるようでは、在宅医療は生活を病院化するトロイの木馬になりかねません。持ち込まれた専門性は、生

活におけるストレスを増加させ、それにより医療への依存を高め、家計と余暇を奪い、不健康を再生産してゆくかもしれません。そして、病院による積極的介入によって、自宅にいながら入院させられるという矛盾した状態に落ち込みかねないのです。

　やっぱり、尊厳ある生き方についての社会的議論を高めておくことが避けられないのでしょう。

　すなわち、ケアの提供者ではなく、高齢者自身の視点で介護の方法を検討し、自律した生活のなかで豊かに老いることができるよう

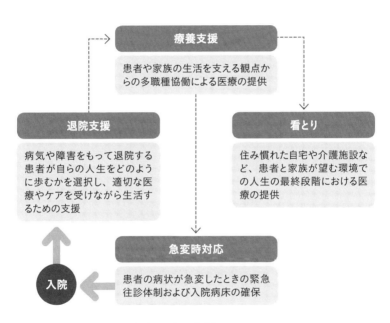

在宅医療の体制について

在宅医療は、主に、「療養生活の支援」、「急変時の対応」、「退院の支援」、そして「看とり」という4つの機能に分けて考えることができます。こうしたサービスは、医師による訪問診療のみならず、訪問看護、訪問歯科診療や薬剤師による管理指導など多職種協働によって実現するものです。

に支援すること。住民が、人生の最終段階における積極的な医療の利用について自らの死生観に基づいて判断できるよう、専門家の適切な情報提供を受けられるようにすること。その判断については、個別性が尊重されながらも、地域全体での倫理的な合意事項へと高めてゆくこと。

　長期にわたって入院療養が必要となる医療需要の発生を予防することが、結果的には、高齢者の生活の質を向上させ、地域医療への負荷を軽減し、社会保障費の節約となるのです。とってもナイーブな話なんですが、そろそろ真面目に検討しておくべき課題だと感じています。

> 施策
>
> **病床機能や施設機能に応じた医療提供体制の効率化**
>
> 　将来の医療需要の増大に対応するためには、地域の医療機関における病床機能を効率的に活用することが求められる。たとえば、疾患別・重症度別に地域連携パスを作成することで、それぞれの医療機関や介護施設、居宅の役割を明確化し、その役割が果たせるよう体制を整備すること。病床機能に応じた臨床指標（Quality Indicator）を用いて、その医療の質を定量的に評価するとともに、向上させるために必要な支援を行ってゆくこと。若手の医療従事者を対象として、自らのキャリアパスと異なる病床機能の病棟や在宅医療で働くことを意識した教育研修を実施すること。このような地域の医療連携において中心的役割を担うリーダーやコーディネーターとなる人材を養成すること。

♛ COLUMN

タイ山岳地域の在宅医療

　タイ北部辺境に位置するナーン県（人口48万人）には15の病院がありますが、その中核となっているのがナーン病院（502床）です。この病院に家庭医療部門が設立され、訪問診療を開始したのが2011年のこと。奇しくも、沖縄県立中部病院が地域ケア科を立ち上げたのと同じ年であり、この部門がどのように展開するのか気になっていました。
　2015年の秋、2年ぶりに彼らの訪問診療に同行させていただいて、いやはや衝撃を受けました。そうか、地域のリソースをフル活用すれば、こんなことができるのか……。
　以前は、もっぱら結核とHIV感染者の療養支援が主体で、あとは院内の医師からの依頼で退院後のフォローアップに出ているくらいでした。ところが、少しずつ改革があったのでしょう。ヘルスセンターとの連携が主体となっていたのです。
　タイのヘルスセンターとは、軽症の急性疾患や創傷、そして慢性疾患の管理などのプライマリ・ケアが提供される場所です。原則として、すべての村から徒歩圏内となるようにつくられています。ここに医師はいませんが、診療看護師（Nurse Practitioner;NP）[1]が常駐しています。そして、病院からの訪問診療についてもプライマリ・ケアの一部として、ヘルスセンターのNPがコントロールするようになっていました。
　今回、ナーン病院から訪問診療に出発したのは、家庭医療センターの家庭医であるメイ医師、専従のノック看護師、専任のブン薬剤師、そして研修医の4人でした。
　まず、その日に訪問する地域のヘルスセンターを訪れ、ここでNPたちと情報交換を行います。そして、ここで訪問先とする5人の患者さんが決定されました。

〔1〕診療看護師とは、一定レベルの診断や治療などを行うことが許されており、臨床医と看護師の中間職と位置づけられる存在。日本でも、脱水時の点滴、人工呼吸器の設定条件の変更、ドレーンやカテーテルの抜去、抗けいれん薬や抗精神病薬の投与といった特定行為について、医師の判断を待たずに手順書によって行うことができる看護師を養成することが始まっている。

♛ COLUMN

【症例1】
　70代後半の男性。糖尿病に対して内服でコントロールを試みているが、HbA1c 7.3% と不良になってきている。内服調整と生活指導が必要だと思われるので、医師から指導してほしいと、ヘルスセンターより訪問診療の依頼があった。
　訪問時、下腿のしびれが強く、歩行もできなくなっていた。ただし、膀胱直腸障害は明らかではない。血糖を計ると 480 mg/dL であった。とりあえず、連日訪問しての血糖測定を NP に指示。その結果をみたうえで、あらためて医師が内服調整を検討することとなった（これは電話でよい）。また、日中の居場所が硬い板の上であり、ベッドのマットもよくない。褥瘡予防などの指導をして終了。

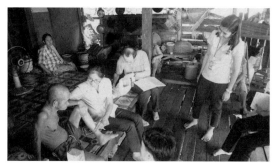

NPが医師に対して、患者さんの ADL について質問しているところ。「これだけ動かせるし、筋力もあるのに立てないのはなぜですか？」　答えは、糖尿病性の神経障害があるからです。このあたりからは医師の出番かもしれません。なんとなく、訪問看護師と NP は通じるところがありますね

【症例2】
　70代後半の男性。15年前に脳梗塞を発症し、その後、歩行ができなくなっている。とくに最近になって廃用症候群が進んでおり、家族のケアも限界になってきている。ヘルスセンターより、何か支援の手立てはないかと訪問診療の依頼があった。
　訪問して診察したのちに、メイ医師は、タイの福祉では対応困難であることをきっぱり宣言した。そのうえで、上半身のリハビリテーションをすれば、介護が楽になるかもしれないと希望をもたせ、ヘルスセンターでの通所リハビリテーションを行うこととなった。

【症例3】
　60代後半の女性。高血圧があるが、3年前からヘルスセンターへの受診が途絶えている。受診を勧めてほしいと、訪問診療の依頼があった。
　メイ医師が詳細に問診すると、受診が途絶えていたのは、変形性膝関節症による痛みがあるためと判明した。痛み止めを処方するとともに、病院の整形外科を受診して、人工関節置換術の適応があるかを検討してもらうこととなった（ちなみに、かなりの貧困世帯と察せられたが、手術自体は無料で受けられるとのこと。こういう話はタイでよく聞くが、予算がどこからくるかはいつも謎である）。

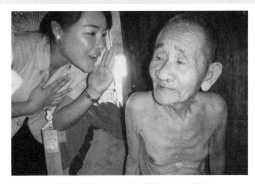

病院の看護師が大声で問診しています

♛ COLUMN

【症例4】
30代後半の女性。結核性脊椎炎の後遺症で下半身麻痺となっている。とくにこれといった理由はないようだが、たまには医師に会いたいと言っていると、ヘルスセンターより訪問診療の依頼があった。
2年前に結核治療を受けていたときに、メイ医師が担当していたらしく、訪問すると本人はとても喜んでいた。笑顔を交わすとともに、新しい車いすの情報提供などして終了。

【症例5】
70代後半の女性。2年前より徐々に視力を失って、現在は指数弁（眼の前に出した指の数が数えられる程度）となっている。高血圧の薬はヘルスセンターのNPが処方していたが、生活動作に不安があるとのことで訪問診療の依頼があった。
メイ医師は、視力を失った経過について確認しようとしたが、認知症の問題もあるようで、よくわからないままであった。ナーン病院の眼科受診を予約した。屋内を歩かせてみて、転倒のリスクがある場所を皆でチェックし、予防的対応を指導して終了。

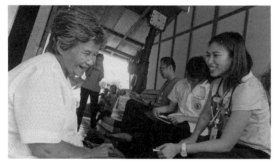

私たち日本の医師からみると、タイの家庭医が身体診察しないのには違和感がありますが……（相変わらず、聴診器は一度も使いませんでした）。でも、世間話モードでの長〜い問診には見習うところが多いです

以上の訪問診療を終えると、再びヘルスセンターに全員で戻って、振り返りのディスカッションを行いました。最後に、次回の訪問予定などについて確認し、病院に戻って解散となりました。

　さて、日本の訪問診療との大きな違いが2つありますね。
　1つは、NPが必要と認める患者さんの自宅にだけ医師が訪問しているということ。医師には、訪問にあたっての明確なミッションがNPから与えられています。日本の在宅医が、定期的に「お変わりありませんか？」と訪問するのとは大きな違いですね。まあ、タイのNPには定期処方が許されているので、こういうスタイルが可能なんでしょうけど……。
　もう1つは、訪問診療に対する報酬がないということ。ナーン病院による訪問診療とはヘルスセンターを支援するという病院業務の一環とされており、診療そのものへの対価は発生していません。つまり、患者さんの負担はありません。私が「コストをとらない診療なんて日本では信じられない」とコメントすると、タイの医師は、「たしかに民間はそうだけど、公立病院は地域のために仕事をしているからね。私たちのサラリーは一緒だよ」と言ってました。この感覚、どちらかというと保健所の活動に近いのかもしれませんね。ただ、日本の保健所にも医師がいますが、寡聞にしてか、このように地域に入って活動しているという話は聞いたことがありませんけど……。

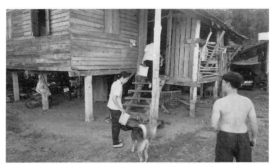

村のなかでも、かなり貧しい世帯と思われました。訪問診療に患者負担がないことは、重要な意味があると感じます

♛ COLUMN

　外来診療の効率化という意味では、タイの NP の存在は大きいと思います。そして、ナーン病院がやっている訪問診療は、この NP による外来または訪問診療の弱点をサポートする機能になっていました。
　ナーン病院による訪問診療のシステムには、地域のリソースを最大限に活かすことの大切さを気づかせてくれるものがありました。タイの地域医療では、限られた人的資源と予算を有効に活用するため、かなり効率的なシステムが構築されています。ここから日本の医療が学ぶべきことも多いのではないでしょうか？

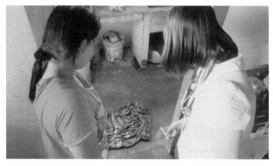

何気なく置かれた足拭きマットが、高齢者の転倒の原因になることを指摘

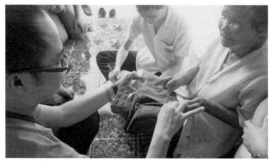

訪問チームに薬剤師が同行してくれるのは、本当に素晴らしいと思います

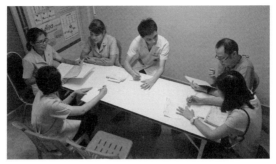

訪問を終えて、ヘルスセンターでの振り返りの様子。話がそれますが、村での看とりは家族によって行われ、村長が死亡確認書を発行することも可能なんだそうです。ただし、このヘルスセンターで診断書のチェックをします

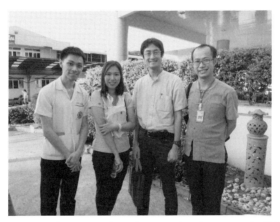

左から、研修医（名前を聞き忘れた）、メイ医師、私、そしてブン薬剤師。いろいろと教えてくださり、ありがとうございました

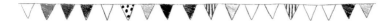

7 医療的介入を思いとどまるとき

　たとえば、「武士」の「武」という字が「戈を止める」と書くように、真のスペシャリストとは、その技を「いかに使うか」ではなく、「いかに使わないか」に長けているものだと思います。
　私も感染症医として他医からコンサルト（相談）されたときには、「いかに抗菌薬を使うか」よりも、「いかに抗菌薬を使わないか」を伝えることが難しく、そして力量が問われるように感じます。たとえば、原因不明の発熱において（むやみに刀を振り回すことなく）敵の姿を見切るまで待つこと。しかし、これは患者さんにとっても、主治医にとっても不安なことですね。だからこそ、専門家として、彼らの信頼関係に寄り添えるかどうかが問われているのです。
　在宅医としては……、「いかに医療的介入を思いとどまるか」について判断する力、説明する力が求められています。
　先日、ご自宅でお看とりとなった多発転移した胆のう癌の高齢女性についても2つのヤマがありました。
　最初のヤマは、亡くなる10日ほど前のことです。訪問看護師から次のような電話がかかってきました。

「先生！　ナガミネさん、今朝から38℃台の発熱があって、先ほどから血圧が下がってきています。サチュレーションも70台です！」

どうやら、訪問先から電話をかけているようです。少し声がうわずっています。

「ああ、そうですか。血圧はどうですか？」
「触診で上が70ぐらいです。中部病院に搬送していいですか！！」

　う〜む、あんなに事前に打ち合わせておいたのになぁ。

「ご本人は苦しそうにしていますか？」と私は聞きました。
「いえ、汗はかいておられますけど……」
「ご家族が搬送を希望されているのですか？」
「いえ、ただ……　不安だと思います」

　不安……、解釈困難な事象を他人に転嫁したいときの呪文です。専門家である看護師が、その呪文を唱えたりすれば……、それはご家族のなかで増幅されることでしょう。電話口でご家族も聞いているだろうし、ちょっとマズいなぁ……

「搬送は待っていてください。いまから行きますから」

　ご本人を診察するかぎり、すぐにも亡くなりそうな印象はありませんでした。呼吸音はクリアで、尿の簡易検査でも感染を疑わせる所見はありません。考えられるとすれば胆道系感染か、あるいは腫瘍熱かもしれません。病院に搬送して精査すれば、何かわかるかもしれませんし、感染症であれば少しはしのげるかもしれません。しかし、大きな流れを止めることはできないのです。
　あらためて、ご家族と膝を突き合わせてお話をしました。結論は、家に帰ると決めたときと同じものになりました。ただし、ご家

族として「何かしてほしい」という気持ちが強かったので、1日1本の点滴をすることになりました。まあ、これも3日後にやめることになったのですが……

2回目のヤマは、亡くなる3日前だったようです。ただし、そのことを私は後で訪問看護師から聞かされました。遠方からの親族も集まって、最後のお別れが行われたとのことですが、東京から来ていた一部の親族が「なぜ、病院に連れて行かない。こんな放ったらかしにして！」と場が少々不穏になったようなんですね。

しかし、連絡を受けた訪問看護師がすぐに駆けつけ、ご本人の意思を尊重していること、ケアを怠っているわけではないことなどを丁寧に説明したようでした。結果的に親族も納得され、穏やかに今日を迎えることができたのです。1回目のヤマで多少の混乱はあっても、2回目のヤマでは説明する力を身につけている。「さすがプロだなぁ」と感心しました。

＊　＊　＊

医療という妖刀のキレ味は魅惑的なものです。何でもキレると思いこませるほどで、ときに闇雲に振り回してしまうことがあります。そんなときは、戦っている相手も見えなくなっていて、土壇場になればなるほど、家族や医療者自身の不安と戦っていたりします。しかしもちろん、不安を切りはらえる刀などないのです。

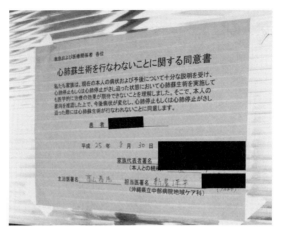

ある脳腫瘍終末期にあった独居高齢者の自宅に掲示したもの。いろんな地域住民の方が出入りしていたので、心肺停止時の対応について周知しがたく、DNAR（Do Not Attempt Resuscitation）の書類を勝手口に貼っておきました。もちろん、救急隊にもその旨を事前に伝えておきました。この方は、最期はヘルパーさんに見守られながら自宅で穏やかに亡くなられました

施策

訪問看護事業所の機能強化

　医療依存度の高い患者や小児の難病患者などへの対応力が向上するよう、訪問看護事業所の機能を強化する。たとえば、地域での活動経験が豊富な訪問看護事業所を教育拠点化し、新規に開業した事業所に対して教育支援する仕組み（マッチング、研修費用の助成等）を整備する。また、こうした研修機能を支援するために看護系大学と連携した教育体制を構築する。

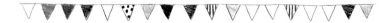

8 高齢社会における消費イノベーションを

　いま、経済政策の大転換を目指した大胆な金融緩和が行われ、デフレ脱却が目指されています。民間投資を喚起する成長戦略については、とくに「健康長寿社会」から創造される成長産業への投資が重要な足掛かりになるだろうと私も思います。せっかくの果実を医療や介護分野に投入することへの批判もあります。でも、経済成長の重要な目的の１つが社会保障を支えることだという基本理念ばかりでなく、社会保障そのものの充実が経済成長を支えることにも注目すべきでしょう。

　人口の縮小と高齢化を暗く受けとめるべきではありません。なぜなら、そこにこそチャンスを見いだすべきだからです。いや、避けられない道行きである以上、そこにチャンスを創出する責任が政治には求められているはずです。

　充実した高齢社会を支えるビジネスを研究し、とりわけ高齢者特有の消費行動について分析することは、世界に先駆けて高齢社会へと進んでいる日本ならではのアドバンテージ領域でしょう。どんなに世界が目まぐるしく変わっても、世界人口の「高齢化」だけは確実に来ます。いま日本が戦略的に経験値を上げておけば、これは世界の財産となるはずです。

　体の動きは制限されてきたけど、やりたいことがある高齢者はたくさんいます。車いすでしか移動できなくても、ストーマを装着していても、認知症のために周囲をびっくりさせることがあっても、楽しく安心して夫婦で温泉旅行ができたり、嚥下食メニューのある

レストランを予約したりできる社会をつくりましょう。コクのある十勝のビンテージワインに、ソムリエマスターが絶妙のトロミをつけて提供する。そんなセンスある高齢社会があってよいと私は思うのです。

いまの介護ビジネスは、(超富裕層向けを除き) あくまで提供者の視線で効率性に焦点が当てられています。豊かに老いることについて、もっと福祉関係者も提言できるようになったほうがよいと思います。豊かに老いることは、決して富裕層の特権ではありません。たとえば、一歩進んだ介護用品を活用することで、(つながりを求める高齢女性は) オシャレに行動半径が広がったり、(静かに過ごしたい高齢男性は) 部屋での趣味が楽しめたりとプチ贅沢があっていいのではないでしょうか?

高齢者が自分自身のためにお金を使いたくなるようなコンテンツを開発することこそ、日本の成長戦略の柱にすえるべきだと私は考えています。名付けて「クール・エイジング・ジャパン」。日本の誇るホスピタリティにモノづくりの知恵を重ね、介護のプロも一緒になって本気になれば、再び日本ブランドに世界がひれ伏すに違いありません。

> 施策
>
> **高齢者自身の視点による生活の豊かさの追求**
>
> ケアの提供者ではなく、高齢者自身の視点で介護の方法を検討し、自律した生活のなかで豊かに老いることができるように支援しなければならない。とくに、嚥下機能や消化機能が低下した高齢者のための食事であっても、生存の視点ではなく、高齢者の食文化として豊かさを求め、その質を高めていかなければならない。

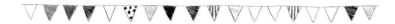

9 まだ、食べられねぇなぁ

　ある日の訪問診療のことです。玄関から覗くと、廊下に男性が倒れているのが見えました。進行した悪性リンパ腫を患いながらも、在宅で頑張っている80代の高齢男性です。
　「ど、どうしました！」と呼びかけると、奥から「あ、先生！いらっしゃーい」と娘さんの明るい声が聞こえました。「なんかベッドから落ちたみたいなんだけど、どっか行こうとしていたみたい。でも、そこまで這って行って止まってますね」
　声の明るさと言ってる内容とのギャップが凄すぎます。とりあえず、玄関をあがって声をかけました。

「大丈夫ですか？」
「ここで力尽きた……」とオジイ。

　そう言いながらもニコニコしています。とりあえず大事はなさそうです。床の上ではありますが、タオルケットを被っています。娘さんがかけたのでしょう。

「ベッドに戻りましょうか？　手を貸しますよ」
「いや、いいよ。いつもと景色が違っていていいんだよ」

　癒されますね。非寛容な病院であれば、「安全のため」と身体拘束されてしまうかもしれません。想像力を欠いた狭量さ、簒奪され

た理想、限定された語彙。しかし、少なくとも自宅なら「ここにいるさ」で許されます。時刻は夕方近く、傾きかけた太陽が庭木の向こうにちらちらと光っていました。

「じゃ、ここで診察しましょうか？」と私は提案しました。

「そうしてくれ。もう戻れないから」とオジイは陽気そうに了承しました。冒険を終えたばかりの少年の目をしています。齢を重ねて、やがて死を迎えるように、その不可逆性こそが人生を豊かにしてくれます。それを実感するのは、ときに清々しいものです。もちろん、痛めつけられることだって多いのだけれど……。

　床に倒れているオジイの診察をしていると、ちょっと倒錯した気分になって私まで愉快な気持ちになりました。ネコがやってきて、オジイを嗅いで、そして去ってゆきました。まだ食べられないことを確認したようです。癒されますねぇ。

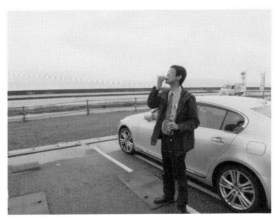

訪問診療の帰り道。海を見渡しながらランチ

♛ COLUMN

タイで活躍するヘルスボランティア

　97ページのコラムで紹介したように、タイでは山岳地域のようなへき地であっても、ヘルスセンターが（原則）徒歩圏内にあり、ここでプライマリ・ケアが提供されています。ここには看護師（Nurse Practitioner,NP）がいて、軽症の急性疾患や創傷、そして慢性疾患の管理を行っています。もっとも、対応困難な患者が受診したときは、すぐに医師のいる医療機関に搬送するか、待てるようであれば月に数回やってくる医師に相談して方針を決定します。

　とはいえ、プライマリ・ケアの軸となっているのは、このヘルスセンターではありません。村のなかで生活しながら、住民の健康を見守っているヘルスボランティアがいるのです。

　ナーン県のナームコン地区を訪問診療のチームと訪れたとき、熱心なヘルスボランティアと出会うことができました。訪れた高齢者の独居世帯で、経管栄養の障がい児のいる世帯で、村の健康問題だったら何でも知っているという感じで、訪問した医師に説明をしていました。

　このヘルスボランティアとは、1978年のアルマ・アタ宣言以降、住民主体で健康を実現させていこうとする「プライマリ・ヘルスケア活動」のキーコンセプトの1つです。

　タイでは、1985年にヘルスボランティアが本格的に導入されて以来、栄養、健康教育、公衆衛生、必須医薬品、母子保健、精神保健、口腔保健、環境保健、HIV/エイズなど、多様なセクションに分かれて、全国で約80万人もが村々で活動しています。また、近年では、農村に限らず、人口流入が進む都市部の低所得地域においてもヘルスボランティアが活躍するようになっています。

　子育てが終わった女性やリタイアした男性などがヘルスボランティアの候補者です。その教育は保健省が支えています。登録時は5～7日間の初期研修、その後は年に1回の継続研修、さらに月1回の地区ミーティングに参加することが求められます。ボランティア活動は有償で、月600バーツ（約2,000円）が政府から支払われています。決して十分な額ではありませんが、この活動を熱心にすることで、次のステップ

（自治体の役職など）も期待できるんだそうです。

　もし、タイに潤沢な国家予算と医療人材があれば、こうしたプライマリ・ヘルスケアではなく、日本のような病院化社会への道を歩めたのかもしれませんね。ただ、タイ政府は、国民皆保険の限界をあらかじめ感じとり、行政と住民を媒介する活動を拡充させるという方針をとり続けてきました。それは確かに実を結び、近隣諸国の模範とされる「タイ型」ともいえる福祉社会が着実に力をつけているのです。

　いま、社会保障システムの限界に直面し、病院から地域への揺り戻しのなかにある私たち日本が、タイから学ぶべきことも多いように感じます。とくに、地域住民の参加、住民のニーズ志向、地域資源の有効活用、適正技術の使用、多分野間の協調と統合といった地域保健の展開について……、そして、専門性に過度に依拠することなく、地域の人材へ住民が信頼を寄せること……。

　これからの日本の医療を考えてゆくうえでは、閉じた既存の医療システムでは解決できない問題があるのは明白です。たとえば市町村の保健師とか、民生委員とか、NPOとか……、こうした方々と多元的に協調し、連携を深めるような医療改革が求められているのかもしれません。

　ふり返ると、日本でもヘルスボランティアが活躍した時代がありました。地域の力をいかに引き出すことができるか、回帰すべきところは何か、しっかり見据えてゆく必要があるのかもしれません。

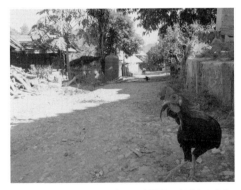

山岳民モン族の村。ナーン病院から車で1時間弱、山道をゆられて到着です

♛ COLUMN

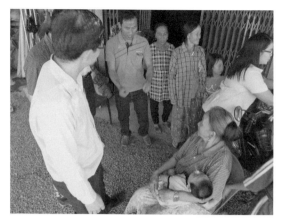

ナーン病院のボーイ医師(左手前)に、障害のある小児(右手前)の経管栄養について説明するヘルスボランティア(中央の男性)。ちなみに、経管栄養は玉子を主体として、砕米を用いるなどした手づくりのものだそうです。当たり前のようでいて、ちょっと新鮮な気がしました

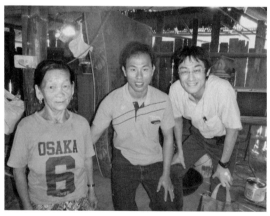

左から、この家に 50 年暮らしているというこの家の主である独居の高齢女性、同じモン族であるヘルスボランティア(この女性の暮らしぶりについて何でも知っているかのようでした)、そして行きずりの私。多民族国家タイにおけるヘルスボランティアの重要性は、同じ民族が活躍することで言語の壁を乗り越え、生活習慣について配慮できることにもあるようです

第 3 章

看とりを
暮らしのもとに

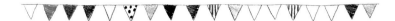

1 終わらない戦争

「最近のオジイは政治家みたいだよぉ」とオバアは笑顔ながらも愚痴をこぼしていました。その意味を私が読みとれずにいると、説明してくれました。

「大声をあげたり、とにかく偉そうにしている。そのうえ、約束は守らないし、言うことはコロコロ変わるさぁ。こんな人じゃなかったのにねぇ」

オジイは多発転移のある前立腺癌の終末期です。ご本人とご家族の希望もあって、なるべく在宅で診ていますが、今回はカテーテルの閉塞を伴う尿路感染のため、仕方なくいったん入院とさせていただきました。
　で、いつもそうなんですが、認知症がベースにあることもあって、入院の環境変化に適応できずに人が変わったようになってしまうのです。調子のよい時間帯もあるのですが、そのときの穏やかな会話などすべて忘れてしまって、夕暮れから翌朝にかけては暴言が繰り返されるのが日課となってしまいます。その変容ぶりについて、オバアは「政治家だよ」と絶妙のたとえをしたわけです。

「いえいえ、これはせん妄と言って、病気の表れの1つなんですよ。ご本人の性格は関係ありません。精神科の先生とも相談しながらお薬の調整をしてますけど、なるべく早く帰るのが一番の治療か

もしれませんね」

　オジイを弁護するように私が言うと、オバアは窓の外を指さしながら言いました。

「ほら、あそこ……　恩納岳がみえるでしょう」

　6階東病棟の窓外には、沖縄の海と空が広がっていました。季節は夏の盛り。金武湾の向こう岸に緑豊かな美しい山が見渡せます。恩納ナビー（琉球を代表する女流歌人）が「恩納岳あがた 里が生まれ島 もりもおしのけて こがたなさな（恩納岳の向こうに愛しい人の村がある。この森を押しのけてでも引き寄せたい）」と情熱的な恋心を詠んだことでも有名な山です。ただし沖縄戦では、日本軍がゲリラ戦の拠点（第四遊撃隊本部）として2か月にわたって米軍の砲撃に耐え、ついに玉砕した悲憤の山でもあります。いまはキャンプ・ハンセン内の実弾演習地として活用されており、住民の立ち入りは禁じられたまま。恩納岳では戦争が終わることなく続いているのです。

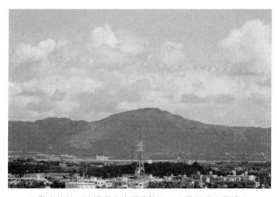

6階東病棟（沖縄県立中部病院）から恩納岳を見渡す

「あそこでオジイは戦争をしたんだよ。少年兵として、あの山を駆け回っていたんだ。だから、あの山が見える場所にいると、どうしても戦争のことを思い出してしまうんだね」とオバアは細い目をして言いました。「先生、オジイは戦争をしているんだよ」

 たしかに、看護師によるカルテの記載も沖縄戦を思わせる内容が散見されます。「いまだ〜！　突撃〜！　ひるむな〜〜〜ぁ」との号令とか……、ワゴンをゴロゴロと言わせながら検温にゆくと、「戦車が来たぞぉ　隠れろ〜！！」とか……。見晴らしの良い中部病院の最上階が私は好きなのですが、人によってはまったく違った景色なのかもしれません。
 日本人は誰しも、そのルーツにおいて戦争の悲劇を経験していると思います。ただ、沖縄戦における悲劇は、規模的にも政治的にも特異なものとして日本人は記憶にとどめるべきでしょう。日本兵と米兵の板挟みのなか、村単位で逃げまどい、そして親や兄弟を焼き殺されていった子どもの心に刻まれたもの。あるいは少年ながらも極限の日本兵に従軍させられ、米兵の猛攻撃に耐えながら、飛び交う砲弾と裂け散る閃光のなかで目に焼きつけたもの。
 その子どもたちが年老いて、いま再び、自らの死に直面しながら何を思うのか……　その現場に医師として立ち会わせていただいていると、ときに70年の歳月を往還しつつ「手つかずの記憶」が胎動するのを感じることがあります。それでも、沖縄の高齢者は古い言葉を口ごもり続けたまま、自らとともに過ぎ去るのを待っているかのようです。
 ある夜、ついにオジイは行動にうつしてしまいました。点滴の管を引き抜き、点滴台を槍のように構えて、「や〜」と看護師に突撃したのです。こうなると、残念ながら身体拘束（体幹をベッドに固定）させていただくしかありません。

翌朝、オバアは枕元で夫の頭をなでながら、残念そうに見下ろしていました。身体拘束について納得はされていますが、なるべく早く自宅に帰れるように治療を急ぐ必要がありそうです。

「先生……」とオバアは言いました。「つかまって捕虜になっちゃったと思ってるみたい……だから本人も諦めてるさ」

　まだ朝食にも手をつけずにいるようです。「お食事とって元気になってくださいね」と声をかけると、オジイは同室者らを指さしながらこう言いました。

「おぉ，どうか……、私はよいので……そこの２人に分け与えてください」

> **施策**
>
> **循環型の仕組みによる認知症の人へのサービス提供**
> 　認知症の人の意思が尊重され、住み慣れた環境で自分らしく暮らし続けることができるようにするため、行動・心理症状（BPSD）や身体合併症などがみられた場合であっても、認知症を理由にして医療や生活の場が固定化されないようにすること。入院、外来、そして療養と、ふさわしい場所で適切なサービスが提供される循環型の仕組みを構築することが重要である。そのためにも、医療・介護の役割分担を明確化させ、どこかが抱え込むことがないよう連携を進めることが必要である。

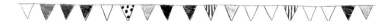

2　安らかに土に還る

　訪問診療に学生さんが同行してくれました。終末期にある患者さんのご自宅で、あと数日という見通しです。乾いた身体、微弱な呼吸……。医学生とはいえ、いや医学生だからこそ、こうした「老衰の死」を迎えようとしている高齢者を見たことがなかったようです。

　帰りの車内で、学生さんは不安そうに私に質問しました。「病院でなくて大丈夫でしょうか？　死ぬときの苦しみを見て、ご家族は困惑しないでしょうか？」

　なるほど、率直な質問です。そして、医学生らしい……。それには答えず、私は次のように質問を返してみました。「野生動物が死を迎えるときってさ、苦しみながら死んでゆくと思う？」

　助手席の学生さんは、混乱したように視線をフロントガラスに泳がせていました。おそらく、考えたことがなかったのでしょう。学んだこともない……。そこで、私はこんなふうに説明してみました。

　「ヤマネコがお気に入りの洞穴で息を止めるとき、カラスが馴染みの森へと身を沈めるとき……。もちろん、僕は目撃したことなんてないけれど、でも、きっと静かに尽きるように、空を見上げながら死んでゆくと思う。苦しみあがいて、大声をあげたり、苦悶の表情をさらしたりはしないと思う。だって、神様がそんなことをするはずがないじゃない？」

今度は学生さんも大きく頷いていました。これは医学の話ではありません。それが理解できれば話は早いのです。私は続けました。

　「いのちの最後は苦しめてやれ……、なんてプログラムしているとしたら、そんな意地悪な神様なんて信じられない。わざわざそんなことをする意味なんてないから……。だから、人間が人間らしく死ねるようにお手伝いすれば、きっと苦しむことはないと思うんだよね」

　在宅での看とりを選択するとき、少なからぬご家族が躊躇される理由として「死の苦しみを見てられない（はず）」と言われます。でも、看とりを終えてみると、ご家族は「ほんとに安らかに、眠るようでしたね」と言ってくださいます。
　そのコツは、できるだけ医療的な介入を絶って、自然死に近づけてさしあげること。終末期に脱水や低栄養が苦痛の原因になることはありません。点滴はしなくていいのです。求めないなら無理に食べさせることはありません。
　そして、自分がどこで死のうとしているのかわかっていることも大切ですね。それが懐かしい場所であるなら、なおさら静かに自分自身の死を見つめておられることでしょう。

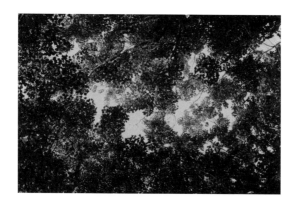

> **施策**
>
> **終末期における療養場所の選択肢についての普及**
>
> 病院だけではなく、住み慣れた自宅や施設での看とりの選択肢があることを地域住民に伝えてゆくこと。そのためには、終末期における点滴の必要性など医療者が正しく説明することが求められる。また、できるだけ本人が、自ら希望する終末期のあり方を選択し、その意思表示ができる段階から準備されていることが望ましい。また、その本人の意思に沿えるよう多職種による連携体制が柔軟に構築されることも重要である。

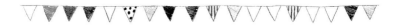

3 老衰死ができる地域づくりを

　病理学的には「老衰」というものは存在しません。これは社会的な、あるいは物語的な概念です。死亡を宣告した医師が死亡診断書に「老衰」と記すとき、そこには人生全体をとらえたうえでご家族と合意しえたことがみてとれます。その高齢者の人生とご家族との関係性を理解している家庭医ならではのものかもしれません。

　一方、病院の救急外来においては、なかなか「老衰」として看とりが行われることはありません。そもそも急性期病院の医師は診断を追究し、診断に基づく治療を行うことがミッションでもあります。もし研修医が、ろくにアセスメントもせずに「老衰ですね」とご家族に説明していたら、そりゃあ指導医としては後ろから蹴るしかないですね。「ちゃんとやれよ」と…。

　ただ、こうして医師に診断を追究する傾向が強いと、否応なく「老衰」は忌避され、診断に基づいた介入が過密になってゆきます。そして、生活のもとではなく、医療のもとで死亡する高齢者が増加してゆきます。多数の管と、刹那(せつな)的な診断名とともに……。それはまるで、死へのプロセスですら病院で扱われるべき「病気」となってしまっているかのようです。その背景には、何かあれば病院に搬送され、それを積極的に引き受けることを是としてきた医療文化があるかもしれません。

　老衰死を増やしてゆこうとするなら（それを住民が望むかどうかは別の問題ですが）、死の間際に搬送しないのが一番でしょう。救急で初対面の医師に宣告されるのではなく、経過をよく知る医師に

看とってもらうことです。もちろん、「搬送しなければよい」というほど簡単な話ではなく、地域連携のもとで家庭や介護施設を支える「搬送しなくてもすむ」地域づくり、すなわち「地域包括ケアシステム」を構築できるかが問われています。

　なお、これまで繰り返し申しあげていますが、厚労省が拡充を目指している在宅医療における「在宅」には、「自宅」（マイホーム）だけでなく「介護施設」（老人ホームなど）も入っています。これだけ独居者が増え、家族の介護力が低下している現状にあって、自宅医療だけを目指すことは現実的とは言えないからです。自宅医療と施設医療を総称して在宅医療と呼び、自宅であっても、介護施設であっても、なるべく生活の場での療養（と死亡）を可能としてゆくことを厚労省は目指しています。

　次ページの図は、2014年（平成26年）の人口動態統計をもとに、老衰死率（75歳以上の死亡において老衰と診断された割合）と在宅死率（75歳以上の死亡において自宅もしくは施設で死亡した割合）を都道府県別に算出したものです。

　やはり、両者には強い相関がみてとれます（R=0.729）。地域差も大きいですね。老衰死率が最高の静岡(11.8%)と最低の福岡(5.6%)では2.1倍の開きがあり、在宅死率が最高の鳥取(29.0%)と最低の北海道(12.1%)では2.4倍もの開きがあります。

　過疎化の状況、基幹病院へのアクセス、疾病構造の特性などを踏まえ、地域ごとに目指すべき「地域包括ケアシステム」は異なると思いますが、高齢者が生活者のまま老いや死に向き合ってゆける社会、それを医療がそっと支える仕組みについて、住民との対話のなかで「本気で」私たちは見いだしてゆくことが必要です。死亡急増時代はすぐそこまで来ています。これを量的にも、質的にも、私たちは乗り越えてゆかなければなりません。

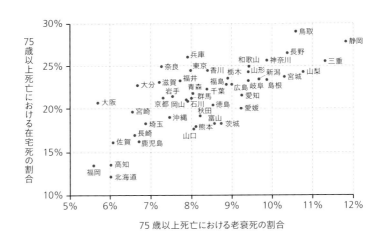

都道府県別にみる老衰死率と在宅死率
在宅死には、自宅のほか介護老人保健施設、老人ホームにおける死亡を含む
（平成26年人口動態統計より筆者算出）

＊　＊　＊

　この話、もう少しだけ……。あんまりクローズアップしたくはないのですが、避けては通れぬおカネ（医療費）の話をします。
　急速に進展する高齢化のなかにあって、いまの社会保障制度のなかでは、無尽蔵に医療資源投入できる時代ではなくなっているからです。もう1つの論点はここ。自宅でも、介護施設でもいいので、入院以外の低コスト、低マンパワーの療養形態へと移行させてゆくことが課題となっています。

　次ページの図は、上述の老衰死率に対する高齢者1人あたりの医療費（後期高齢者医療給付による）の相関をみたものです。やはり、強い負の相関ですね（R=0.680）。私たちがどこにお金を注いでいるか見たような気もします。ただし、静岡県や三重県が「高齢者

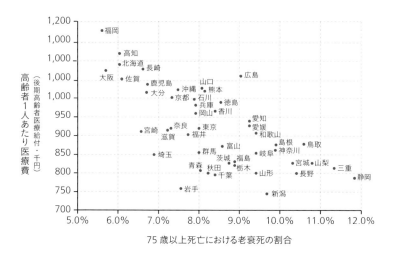

都道府県別にみる老衰死率と高齢者 1 人あたり医療費
高齢者 1 人あたり医療費とは、後期高齢者医療給付総額を被保険者数で除したもの
（平成 26 年人口動態統計、平成 25 年度後期高齢者医療事業状況報告より筆者算出）

を早く死なせて医療費を節約している」という単純な理解ではなく、「老衰死が実現できる地域づくりができれば、高齢者の医療依存が軽減されてゆき、結果的に医療費も軽減してゆく」と理解しなければなりません。いや、これは解釈というより政策的な意志かもしれませんね。

　ただし、病院でなく在宅での看とりが増えている地域では、介護保険による給付費が増えているかもしれませんし、（自宅死であれば）ご家族の負担も増していることでしょう。社会保障の効率化については、「何をもって効率的とするのか？」という問いかけも含めて、より広い視野で考えてゆく必要があります。とってもナイーブな話なんですが、こちらも真面目に検討しておくべき課題になってきています。

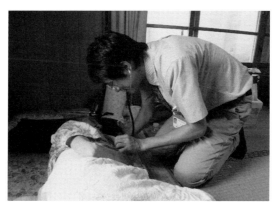

脳腫瘍の終末期にある90代の独居高齢女性。自宅で最期まで過ごしたいと明確に希望を述べておられました。地域住民の方々がシフトを組んで支えてくださったおかげで、温もりに満ちた独居死を果たされました

> 施策
>
> **身寄りのない高齢者の意思決定の支援体制**
>
> 　高齢化の進行により認知レベルの低下した患者が増える一方で、医療の高度化により説明すべき内容も複雑になってきている。また、蘇生措置についての判断が求められることも増えてきている。身寄りのない高齢者で意思決定が困難である場合には、代理人による判断を求めざるをえないが、実際には、このような後見人が明確になっていることは少ない。適切に高齢者の理解力や同意能力を評価し、その能力に応じた意思決定の支援ができるよう、医療側のみならず福祉側（ケアマネジャー、生活保護の担当者など）も家族に代わって適切な判断ができるよう研修を実施するとともに、法的な整備を進めることも必要である。

♛ COLUMN

子ネコの在宅ケア

　私の自宅は沖縄本島の高台にあり、海を見はらすハンタ（崖っぷち）まで歩いて3分もかかりません。とくに観光地でもないので、ひっそりとしていて、ただ爽やかな風が太平洋から吹き上げてきます。

　そのハンタの路上に野良ネコが倒れているのを、近所の子どもたちが発見しました。下半身から血を流しており、どうやら車に轢かれてしまったようです。実はこのネコ、2か月ほど前からわが家に出入りするようになっていた子ネコでした。さいわい子どもたちもそれと気がつき、すぐにわが家に連れてきてくれたのです。

　私は病院で仕事していて不在だったのですが、妻が「歩行不能であり骨盤損傷」「血尿あり泌尿器損傷」と診たてたらしく、近所の子どもたちとともに動物のお医者さんに連れて行きました。

　獣医は手際よく採血し（どんなふうにするのか見たかった）、X線撮影をし、膀胱造影までしてくれました。明らかな腹腔内出血、脊髄損傷、膀胱破裂など重大な障害はなかったようですが、骨盤骨折を認め、とくに両下肢の筋肉が挫滅しているとのこと。採血所見では、案の定CK（筋肉が障害を受けた際に上昇する逸脱酵素）がフリきれていましたが、白血球数上昇と軽い肝機能異常を認める以外は、電解質を含め大きな異常はありませんでした。

　獣医によると「骨盤の保護のためにも絶対安静。入院が望ましい」とのこと。しかし、入院医療費は1泊2万円近くかかるとのことで、妻は断念して連れて帰ることにしました。

　というわけで、わが家は「子ネコの集中治療室」と化しています。近所の子どもたちも遠慮して遊びに来なくなりました。子どもたちのあいだで「元気になってから一緒に遊ぼうね」と打ち合わせたと後で聞きました。

　不思議なもので、ニャアという声の具合で、お腹がすいたのか、水を飲みたいのか、トイレに行きたいのかがわかるようになりました。でも、3日目ぐらいから、ヨタヨタ歩けるようになりました。なんとかトイレにも自力で行きますが、砂を上手にかけられないのが可哀想です。

本当なら、両大腿を縛って歩かせないほうがよいのでしょうが、治癒過程は「野生の力」に任せることにしています。
　がんばる子ネコを在宅で看ながら、医療が遠くにあった時代が透けてみえる気もします。ふたたびネコが走り回れるようになるころ、沖縄ではヒスイカズラやウコンの花が満開となります。もちろん、ムシが這い、カエルが跳ねる、ネコにはたまらぬ季節の訪れです。

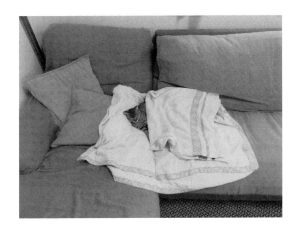

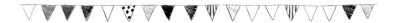

4 　直観の濫用としての「胃ろう不要論」

　高齢者の胃ろう造設を判断いただくとき、ご家族の心に「揺れ」のようなものを感じることが増えてきました。まあ、「施設の看護師に言われたから」といった安易(？)な要望が減ってきているのは良いことだとは思います。

　昨今の政治家による「エイリアンのよう」だとか「チューブの人間」といった失言効果もあってか、胃ろうについての社会的認知度も高まり、ある種の「躊躇(ちゅうちょ)」のようなものが定着しつつあるのでしょう。ただ、1つ気になるのは、その躊躇が「本人や家族の価値観」に基づくというより、「社会からの無言の圧力」が作用しているように思われることです。

　すなわち、「延命治療は残される家族の自己満足であり、本人にとっては苦痛であり、社会にとっては医療費のムダである」。そんな視線のなかで判断が求められるようになってきたのかもしれません。とすれば、医療者サイドとしては、胃ろうを選択すること自体は「ムダ」ではないし、いわんや「過ち」ではないことをご家族に伝えてゆく責任があるように思います。

　実際、「自然に死なせる」といっても、これには解釈の幅が相当あるわけです。胃ろうに限らず栄養の方法にもいろいろあります。そのメリットもリスクもさまざまです。そうした説明を受けたうえで、価値観に基づき胃ろうを選択されるなら、その決断を私は支持します。口から食べることが生きがいの人もいれば、食べてもムセてばかりで面倒だから管で栄養して、残された時間を有意義に過ご

したい（過ごさせたい）という人もいるでしょう。

　私は胃ろう推進論者ではありませんが、胃ろうを選択した方々が後ろめたさを感じることがないよう配慮したいと思っています。寝たきりでも、発語不能でも、それで尊厳がないと誰が言えるでしょうか？　コミュニケーションできることは「生命の要件」ではありません。胃ろうを受けながら穏やかに眠り続けている……、そんな温室植物のように静謐ないのちがあってもよいと私は思うのです。

　もう少し、倫理の観点から「胃ろう」について考えてみたいと思います。

　何らかの医療介入を考えるとき、その倫理的な普遍性を検証する方法として『思考による立場交換』というものがあります。たとえば「自分だったら」とか、「家族だったら」とか、さらに極端に「連続殺人犯だったら」といった実験的な思考をすることもあるでしょう。まあ、誰しも医療者は日常的に試みているもんなんですが、これによって「公平に患者を扱えているか」、あるいは「自らの判断に一貫性があるか」をチェックすることができるのです。倫理的に普遍性があるならば、立場を変えても狂いが生じないはずであって、もし人によって異なる方針が立ってしまった場合には、その医療介入には検証すべき倫理的課題があることを認めなければならないでしょう。

　胃ろうを患者さんに適応しようとする医師に対して、この立場交換はきわめて有効に作用する可能性があります。すなわち、「自分だったらしないよな～。でも、患者さんには勧めちゃってるのは倫理的に正当化できるんだろうか……」と。実は、失言する政治家しかり、だいたい胃ろうに批判的な人々というのは、この段階にあると私は感じています。

　そして、この段階の彼らの直観は「（それぞれに）正しい」のです。政治家の発言が失言として叩かれるのは、彼らが（全国民に対

して特別な義務がある）公人だからであって、一般人であれば違和感のない発言ばかりだと思います。ちなみに、ほとんどの医療者もまた、地域住民に対して業務上特別の義務がありますから、「自分だったら」レベルで思考停止した発言は慎むべきかと思います。

話をすすめましょう。

この『思考による立場交換』において注意しなければならないルールがあります。こういった思考では、ときに極端な想定のもとに医療介入の妥当性を再検討しようとしますから、やがて、その介入そのものについて疑念を感じるようになるからです。けれども、決して極端な想定をもって、全体に還元してはなりません。これは、直観の濫用にほかなりません。

たとえば、「なぜ人を殺してはいけないか？」という問いを立てること自体を危険視する倫理学者がいます（むしろ哲学の領域かもしれません）。このような問いを始めてしまうと、さまざま「殺さざるをえない状況」を想定してしまい、微かながらも全体に還元されてしまう可能性があるからだそうです。つまり、こうした思考実験をしたがゆえに、殺人を肯定する意識が芽生えてしまうことを怖れるわけですね。

子どもたちに「なぜイジメはいけないか？」を議論させることにも、倫理学は注意を呼びかけます。子どもたちが生来もっているはずの「イジメはいけない」という直観が、「こんな子はイジメられても仕方がないよね」という議論が始まることで混乱しかねないからです。

「拘縮して会話不能な寝たきり高齢者に胃ろうは必要か？」という検討は、胃ろうのもつ倫理的課題を明らかにします。そうした検討自体は大切なことだし、そこで皆が感じている直観は「（それぞれに）正しい」と私も思います。ただ、その結果、胃ろうを選択するすべての患者さんへと疑念を向けてしまう「直観の濫用」が日本

社会に起きつつあるのではないでしょうか？

　たとえば、「頭頸部がん患者であっても胃ろうは不要か？」という逆向きの検討によって、胃ろう不要論にも課題があることは容易に明らかになるはずです。『思考による立場交換』は直観の普遍性をチェックすることはできても、倫理的な結論を導くことはできないことを理解しておく必要があります。

　結局のところ、倫理で大切なことは、当事者への共感に基づくコンセンサスなんです。ご本人の意志（リビングウイル）や生き方を理解しているご家族が紡ぐ物語の延長線上において、胃ろうを選択することが相応しいかを判断するしかないのだと私は思っています。

　私たち医療者も技術が暴走することのないよう、その患者さんごとに一緒に悩むようにしています。ですから、胃ろうについて悩んでいる方々のこと、もう少し、そっとしておいてくださると助かります。

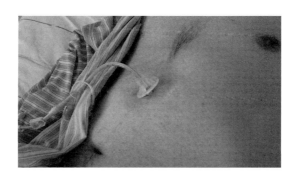

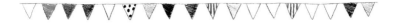

5　欧米に寝たきり老人はいないのか

　しばしば、「欧米に寝たきり老人はいない」という話を聞くことがあります。もっぱら、日本の延命的な医療介入を批判する言説の1つとして語られているようです。しかし、本当なのでしょうか？
　国際長寿センターが、日本、フランス、英国、イスラエル、オーストラリア、オランダ、韓国、チェコの8か国の医療従事者を対象に、以下の症例を提示したうえで「人工栄養補給を行うか？」を問うという興味深い調査を実施しています[1]。

　【80歳男性】自宅で妻と二人暮らしをしている。認知症（アルツハイマー病）と診断されてすでに10年が経ち、意識障害はないものの、近親者や介護士が呼びかけても目を動かす程度であり一般的な意思疎通には多大な困難がある。また、半月前にひどい熱と咳のために病院へ受診したところ、肺炎と診断された。現在は、食物を呑み込むことができなくなってきており、点滴による薬剤と栄養剤の投与を行っている。口からの栄養摂取は不可能なため、十分な栄養摂取のためには近い将来に人工栄養摂取が必要となるが、この治療を行ったとしても余命は長くないと診断されている。妻（80歳）は在宅での生活の継続と看とりを希望しており、また少しでも長い時間を一緒に

---

[1] 国際長寿センター：末期の医療、介護と看取りに関する国際比較調査．2011年3月　http://www.ilcjapan.org/study/doc/summary_1001.pdf

過ごしたいと希望しているものの、妻自身の介護能力は低く、近隣に近親者はいない。

ここでの人工栄養摂取とは、経鼻栄養（鼻から管を入れて、胃に栄養剤を流し込む）もしくは胃ろう（腹部に胃に繋がる孔を開けて栄養剤を流し込む）を意味します。
　その結果は下の図のとおりでした（報告書の内容をもとに筆者作表）。

たしかに日本は高いですね。でも、「欧米にはいない」と断じるのは、（限られたサンプリングですが）ちょっと無理があるように思います。
　イスラエルの人工栄養補給が高いのには事情があります。という

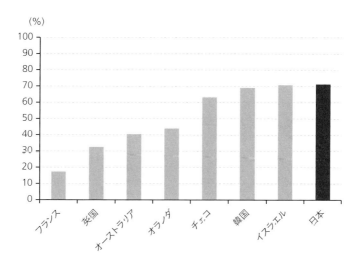

寝たきり高齢者に対する経管栄養を選択するか?
（提示された症例をもとに回答）

のも、同国では終末期患者法が定められていますが、「終末期であって、患者の事前指示書があれば、治療を差し控えることは認められるが、水分と食料を差し控えることは認められない」からです。ここには宗教的な背景があるようです。

　一方、フランスは確かに対極にあります。終末期患者への人工栄養を推奨していないレオネッティ法（2005年）があること、および同法が成立するまでの国民的議論が反映していると思われます。

　この調査は、米国を対象としていませんが、2013年5月の米国老年医学会の声明では、「米国におけるナーシングホーム入所者の34％が経管栄養を実施されている」とあるので、推して図るべしですね[2]。

　日本や英国など公的医療保険が整備されている国では、もっぱら、ムダを省くという観点から政府が胃ろう造設に抑制的になります。そして、「ほんとにムダなのか？」という社会問題に発展します。一方、米国のように民間医療保険または自費を主体とする国では、カネ（カバーする保険）さえあれば人工栄養は個人の勝手であり、「他人がとやかく言うことではない」という風潮があると思います。

　まあ、団塊の世代の死生観を私たちが気にしているのは、その世代の老後を支える気があるからだともいえるでしょう。その意味では、超高齢社会における社会保障システムが維持されているからこその現象であり、「みんなの問題だからみんなで議論しようよ」というのは健全な社会の姿だと思っています。

　それぞれお国柄はあるにせよ、日本は決して例外ではないということです。豊かな国では経管栄養が普及するようになっていて、こ

---

[2] 米国老年医学会：進行認知症患者に対する経管栄養についての声明　http://www.americangeriatrics.org/files/documents/feeding.tubes.advanced.dementia.pdf

の技術とどう向き合うかという議論が世界的に高まっているのです。だからこそ、「欧米には寝たきりがいない。よって、日本はおかしい」という切り口でなく、どのように先進各国が克服しようとしているかをキャッチアップし、日本の進むべき道の参考とするほうが建設的じゃないかと私は思います。

　ちなみに、団塊の世代には「口から食べられなくなったら、それで寿命。私は胃ろうを希望しません」なんて人も増えていますが、それほど胃ろうは減らないだろうと私は思ってます。なぜって、日本における胃ろうは、「食べられないから」ではなく、少なからず「食べさせるのに時間がかかるから」つくられてきたからです。

　もちろん、これから介護従事者を増やしていくこと、食事介助の時間を確保すべく効率化を果たしていくことも必要でしょう。ただ、いまのところ、「じっくり食べさせてくれる人がいなくなったら、それで寿命。私は経管栄養を希望しません」と腹をくくれるかどうか……、なんですよね。

　下の写真は、臨床実習に来ていた琉球大学の医学生が、高齢女性の食事介助について嚥下食を完食させた感動的な瞬間です。

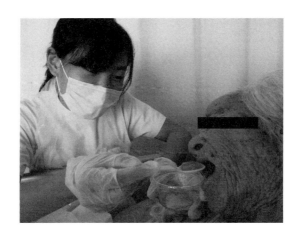

腎盂腎炎で入院していた患者さんでしたが、せん妄などを重ねるうちに食べられなくなっていたのです。病棟の看護師も「経口摂取は望めないと思います」と私たちに報告していて、元いた介護施設側も「食べられないんだったら、この際、胃ろうをつくってからかえしてください」と私たちに要求していました。

　そこで、一縷の望みを託したのが、この医学生だったのです。「病棟の看護師も忙しいなかで食事介助しているわけだし、ここはじっくり介助してみてくれないかな」と私は頼んでみました。

　最初は試行錯誤をしていたようですが、だんだんコツをつかんだようですね。時間をかければ食べられるということを、この医学生が証明してくれました。おかげで、この高齢女性は食べる楽しみを失うことなく、元の介護施設にかえることができたのです。

　まあ、美談なんですが……、時間をかけて介助する余裕すらないってのが、医療や福祉の現場ということでもあります。「食べられる」ってことは機能だけの問題ではなく、意欲とか、環境とか、いろいろな要素による総合的な結果なんです。そのすべてに向き合えることが理想ですけど……。

　嚥下機能について十分な確認もとられないまま、胃ろう栄養に切り替えられる高齢者も少なくありません。その背景には、「食べさせなきゃ」という介護施設側の焦りもあるような気がします。「食べないんだったら、ちょっと待ってみたら？」と思うこともありますが、介護施設の担当者から「先生！　それじゃ介護放棄ですよ」と怒られてしまいます。もちろん、すべての介護施設がそうだって話ではありませんが……。

　胃ろうは、介護する側にとって楽ということも本音の１つ。限られたスタッフ数でケアを提供している介護施設としては、自力で食べられない入所者につきっきりで食事介助することには限界があります。これが胃ろうだったら、栄養剤をチューブにつないで、滴下

速度を調節して完了ですからね。そりゃ、「胃ろうをつくってからかえしてください」と言いたくもなるのでしょう。介護施設で経口摂取を維持させたり、嚥下リハビリテーションを行ってゆくためには、技術と人手が必要ですからね。

　そのことを理解しているから、病院側の医療者も「じっくり時間をかけて食べさせてください。食べられるはずです」とは言わないんです。施設側の介護者が「そんな時間、どこにあるのよ」という言葉を飲み込んで、ただ途方に暮れるだけですからね。だから、あまり介護者を追いつめることなく（本当に食べられないのかどうかを確認することなく）、胃ろうをつくってしまう選択へと医療者も同調してしまってきたのかもしれません。

　とにかく、日本は、「嚥下機能が残存していることが確認できたから、胃ろうにせずにゆっくり食べさせましょう」と言えるような、恵まれた福祉社会ではないってこと。あまり語られませんが、これは前提として認めておかないと、どんな美しい制度も機能不全に陥るような気がします。

　しかし、こうして食べる楽しみを奪われ、やがて言葉すら失ってゆく高齢者が日本では増え続けています。「食べる」という運動をやめると、やがて「話す」という機能も廃絶してゆくからです。そして、コミュニケーションができなくなれば……、周囲への関心を失ったかのように無表情となり……、ひたすら栄養されながら生きる植物のようになってゆきます。これが本当に本人が望んでいた最後の姿なのか？　そう家族が当惑するころには、もはや後戻りができなくなっているのです。

　嚥下機能訓練に秀でた病院には、機能回復の見込みがある患者が紹介されてくるものです。そして、実際に回復する症例を数多く経験することになります。一方、機能回復が望めないような寝たきり高齢者は、リハビリテーション医もいないような地方の病院に積み

重なっています。私たちは、それを行き場もないままに引き受け、なす術もなく見守っているのです。どちらも地域医療の真実なのでしょう。

> **施策**
>
> **介護施設における終末期ガイドラインの策定**
>
> 　介護施設における看とり体制の充実に向けて、医療従事者と介護従事者だけでなく、住民も参加するなかで、終末期のあり方についてのガイドラインを地域ごとに策定する。このガイドラインでは、どのような場合に介護施設での看とりが望まれるか、可能であるかが示されており、それを実現するための環境について検討される。たとえば、終末期に予測される医療行為（酸素投与、麻薬使用、終末期リハビリテーション、褥瘡治療など）について、施設の配置医と診療所や病院の医師との連携体制の確認。施設の看護職員不在時の対応方法と訪問看護事業所との連携体制の確認。施設における宿泊室の整備など家族が看とりに寄り添えるような施設の特色を活かした環境の整備。施設の看とりを支える地域のボランティアの育成やネットワークの構築（とくに僧侶や牧師など宗教関係者）。入所者や家族へのインフォームド・コンセントの方法と各種同意書の書式、介護記録の方法など。

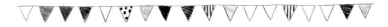

6　死に逝く人の「孤独」について

　マンションの一室で、伯父がひとり亡くなっているのが見つかりました。近年、誰にも看とられずに死亡する人は、全国で3万人といわれますが、これだけ身近であると、しみじみ「そういう時代なんだなぁ」と感じてしまいます。

　全国紙の外信部でアジアを中心に活躍し、定年退職後は国際系の大学教授を務めましたが、お世辞にも人づきあいが上手いとは言えない人でした。私にとっては、最初に文章の書き方を教えてくれた人です。中学3年生のとき、ある歴史についての考察を1本の論文に仕上げるまで丁寧に指導してくれたことが、いまの私に引き継がれています。書き続けることの大切さも教えてくれました。

　でもまあ、彼が次世代に伝えようとしていたのは、その失敗まみれの生き方だったのかもしれません。予定調和的な生き方がまん延する日本社会にあって、彼の生き方は珍妙なようでいて、人の目を惹きつけるものがありました。

　通夜の席で、伯父の孤独死を残念に思うとの言葉がありましたが、そうでもないと私は思いました。憔悴も衰弱もしていない死に顔が物語っていたからです。その顔を眺めながら、私は、ある患者さんのことを思い出していました。

＊　＊　＊

　10年ほど前のことです。外来で担当していた80代の男性は、早くに妻に先立たれ、長らく独居の方でした。「最近どうですか？」

と聞いても、戦争の話ばかり。認知症が徐々に進んでいて、だんだん薬の管理も難しくなっていました。遠方に住む息子たちは、早く施設に入れてくれと私に電話をかけてきます。

　外来を受診されるたびに入所を持ちかけましたが、本人は強く自宅での生活を望んでいました。「ずっとひとりで生きてきたし、死ぬときもひとりでいいよ」と……。あと、彼には数年にわたるシベリア抑留の経験があるため、施設入所（収容）に対する強い不安があることも私にはわかっていました。

　その後、服薬ミスにより心不全の急性増悪で入院するに至って、ここぞと息子たちが施設入りの大合唱。私も口裏を合わせざるをえませんでした。ついに、本人も「これ以上の迷惑をかけないために」と介護施設に入所することに同意したのでした。

　入所後、最初の外来でお会いしたとき、彼はカラ元気で私を安心させようと、笑顔でこう言いました。「先生！　ビンタ覚悟で施設に入ったが、優しいオナゴがいっぱいじゃあ」　しかし、目は笑っていませんでした。

　数か月もしないうちに、彼は寝たきりとなってしまいました。明らかに、生きる意欲を失っていたのです。やがて通院すら困難となり、介護施設の嘱託医に引き継がざるをえなくなりました。

　一度だけ、見舞いに行ったことがあります。ただ、それは5年目の医者にとって、あまりに悲惨な経験となりました。彼はすがるように私の袖をつかみ、「先生、先生！　国に帰してくれ。俺を国に帰してくれ。たのむ……」と懇願しつづけたのです。せん妄状態のなか、あのラーゲリ（強制収容所）に彼は引き戻されていました。

　残念ながら、私は経験不足でした。すでに歩くことすらできなくなった彼をどうすればよいかわからず、ただ途方に暮れ、そして見舞いに行くことすらできなくなってしまったのです（逃げました）。そして、数か月後に彼は亡くなりました。介護施設への入所後、一

度も家に帰ることはありませんでした。

　もちろん、居宅がそうであるように、介護施設の数だけ相性というものはあります。施設入所という選択肢そのものが間違っていたかは明らかではありません。ただ、亡くなったとの知らせを受けて、ようやく私は彼のもとを訪れ、そして死に顔をみて衝撃を受けました。憔悴しきったその顔は、シベリアを生き抜いた男に私が何をしたのかを明白に物語っていたからです。

　その点、思いどおりに生きて、思いどおりに死んでいった伯父の顔は、穏やかで引き締まっていました。苦労も多かったはずですが、彼は自分の生き方を貫けて幸せだったろうと思います。そして、やり抜く強さのある人でした。そう考えることが残された家族にとって救いでもあるのです。あるいは、逆説的なことを言うと、そう考えることで伯父が幸せになれるとも思えるのです。

> 施策
>
> **終末期における事前意思の確認と共有**
>
> 　終末期における医療処置の要否是非について、自ら判断できなくなった場合に備えて、事前指示書の作成をはじめ、療養場所などの希望について家族と話し合う機会をもつよう地域住民に対して啓発する。かかりつけ医は、正しい理解に基づいた判断がされるよう必要な情報を日ごろから提供するように心がける。独居および高齢者のみの世帯など、社会的に孤立しやすい高齢者に対しても、地域における見守り体制を充実させるなかで、エンディングノートなどを活用して遠くの親戚縁者と近隣の支援者とが事前意思を確認し、共有しておくことが望ましい。

♛ COLUMN

パキスタンの「ごちゃまぜ」障がい児教育

　ある人が、「パキスタンに行くのなら、ぜひドクター・ハッサンに会うべきだ」と強く勧めるので、イスラマバッドを訪問した機会に彼の活動を見学させていただきました。素晴らしかったです。世界のローカルNGOには宝石みたいな人がいますね。
　小児科医のハッサン先生（67歳）は、パキスタンで障がい児教育を行っているハッサン・アカデミーの代表です。

　「障がいを抱えた子どもたちがね、病気になって、力なく死んでいくのを何人も経験したんだ。で、もっと根本のところで彼らを支えていくべきだと思ったんだ。大切なのは社会参加だ。そして、そのための教育こそが必要な処方箋なんだよ」

　そう思い立ったのが1993年のこと。それまで、午前中は私立病院で、午後は自前の診療所で働いて収入をのばしていましたが、すべてを投げうって、障がい児のための学校を設立したんだそうです。
　それから20年余……、いまではイスラマバッド周辺で3つの学校を運営し、在校生は300人以上（うち85人が校内で寮生活）、これまで学んだ生徒は1,000人を超えるということです。

　「卒業しなくてもいいんだよ。社会参加のチャンスをつかめば、いつ出てってもいいんだ。人生のステップとして、この学校を利用すればいい」とハッサン先生は言います。「もちろん、われわれは正式な学校なので、卒業後に大学に進学することもできる。実際、寮生活を続けながら大学に通っている学生もいるよ」

　2つの学校を見学させてもらいましたが、少し驚いたのは、教室にいる子どもたちの多様性でした。いわゆる自閉症、ダウン症、聴覚障がい児などが一緒の教室で学んでいます。そのことをハッサン先生に指摘すると、このように説明してくれました。

「この学校を始める前に、いろいろな障がい児の学校を見て回ったんだ。そしたら障がい別に、あるいは理解力や手のかかる段階別に、つまり健常者の基準で子どもたちが区別されてることに違和感を覚えたんだ。これじゃあ、多様な人たちが暮らす社会に参加する力が育たない。話すことが苦手な子どもたちだけを集めていても、話す力が育たないのは当たり前じゃないか。だから、障がいの種類とか程度によらず、全部ごちゃまぜで学ばせることにしたんだ」

「障がいの程度によっては学習進度が違いますよね？」と私は聞きました。

「そうだよ。だから、できる子はできない子に教えてあげるんだ。これこそが、できる子にとっての一歩先の学習になっている。その子の障がいに応じて、どのように教えるのがいいか知恵をめぐらすこと。これって、すごい応用教育になるんだよ」

「なるほど！」

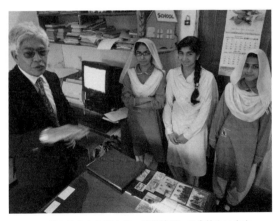

ハッサン先生と生徒たち。聴覚障がいの生徒もいます

♛ COLUMN

　もう1つ、気になることがありました。明らかに障がいのない子どもがいます。10人のクラスに2，3人ずつぐらいいるのです。

「障がいのない子がいますね」と私は確認しました。
「いるよ。障がい児だけ集めるようなことをしたらだめだからね」とハッサン先生は当然のような顔をして言いました。
「いや、先生の理念はわかるんですが、よく親御さんが了承していますね。障がいがないのに、障がい児中心の学校に通わせることを……」
「そうそう、だから、この学校では優れた教育も提供しているんだ。大学に進学できるぐらいのね。障がい児の学校だから教育レベルが低いというのは許されない。大学に行きたければ、それだけの教育も補強してあげている。そして、さまざまなネットワークを駆使して、実際に大学に進学するためのプログラムも準備している。だから、喜んで子どもを通わせる親がいるんだ」
「それすごいですね。ちょっと感動しました」と私は素直に賞賛しました。
「ただね。父親はダメだね。だいたい偏見が強い。この学校に見学に来た母親たちが、子どもたちが助け合いながら学んでいる様子をみて、この学校に自分の子を通わせようと強く決意するんだ」

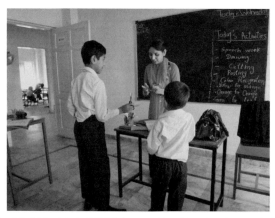

スピーチセラピストによる児童教育。左の子はダウン症、右の子は自閉症

「へぇ……父親が反対でも、ここに通える子どもたちがいるんですね。パキスタンって、父権絶対だと思ってました」と私は首をかしげました。
「父親が強いと思われてるけどね。でも、子どものことに関しては、最後は母ちゃんが強いさ」とハッサン先生は笑って言いました。

　見学を終えた帰り道に教えてもらったのですが、この学校が地域社会に受け入れられるようになった秘訣がありました。それは、ハッサン先生自身の4人の子どもたちをこの学校に入れたことでした。

「地元の一般の学校をやめさせて、障がいのある子どもたちのなかに放り込んだ。そのときは、障がいのない子どもはほかにいなかったし、先生たちも慣れていなかったから大変だったと思うよ。まさに、自分の子どもを犠牲（sacrifice:「神に捧げる」という宗教的な意味が込められた言葉）にして、障がいのない子どもたちが学べる場にしていったんだ」

　すごく勇気のある試みですね。そしていま、ハッサン先生の子どもたちは、それぞれに成長し、国際的に活躍されているそうです。このよう

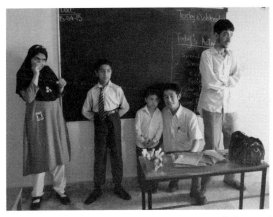

さまざまな年代と障がいの子どもたちが、支え合いながら勉強しています

第3章　看とりを暮らしのもとに　　147

♛ COLUMN

　な成功を家族全員で収めることで、この学校の可能性をパキスタン社会に示してきたのでしょう。ほかのご家族ともお話をする機会をいただいたのですが、家族の結束の強さも印象に残ったことでした。
　ハッサン先生の活動を見学させていただいて、ひとつ直観的に、日本の高齢者ケアについても、障がいの種類や程度によらず、もっとコミュニティ全体のリハビリテーションとして支え合う仕組みがあってもいいのかなと思いました。そのためにも、「介護」という言葉のなかにある、専門性とか、負担感とか、一方向性とか、そういうものも克服していかなければなりませんね。
　できる人ができない人を、できる部分ができない部分を互いに支え合う社会。それほど専門性にこだわらずとも（上手にできなくとも）、コミュニティ全体としてニーズを満たしていくことは可能かもしれません。そもそも、人類社会そのものがそうして成立しているわけですから……。

7　真実を伝えること、判断を待つこと

　在宅で感染性心内膜炎（心臓の内側の膜で細菌が増殖する感染症）の治療をしていたイレイさんが何とか軽快してくれました。最初は入院にて治療していたのですが、「ぜったい帰る。これ以上、入院は耐えられない！」と飛び出してゆかれたのです。

　心臓の弁が壊れかけた重症例であり、ふつうは強く説得して入院をつづけさせるところです。しかし、予後（生存に関する医学上の見通し）数か月と見込まれる悪性腫瘍の患者さんだったこともあって、ご本人と話し合って在宅医療による静脈注射の抗菌薬治療に切り替えました。

　身寄りのない独居の80代男性、しかも担癌という感染性心内膜炎の急性期治療を在宅で行うのはドキドキでした。いつ心臓の弁が壊れたり、疣贅（菌のかたまり）が吹きとんで脳塞栓を引き起こすがわからないからです。イレイさんには突然死のリスクを説明しましたが、「大丈夫だよ〜」と楽観的なことが、なおさら主治医にとっては心配でした。だいたい、進行した癌があることについても、ほとんど自覚症状がないためか、説明してもニヤニヤしているばかり……。

　結果、ストンと亡くなってしまう方もいれば、ケロリと生き延びる人もいます。イレイさんは後者でした。一番ドキドキしていたのは、間違いなく訪問看護師さんでしょうね。いつ倒れていてもおかしくない患者さん宅へ、毎日、通っていただきました。本当にお疲れさまでした。

合計 4 週間の点滴治療が終了し、心エコーなど検査のために来院していただきました。はたして、血液検査の結果を含め、すべての情報が完治を示しています。ニコニコしながら診察室に入ってくるイレイさんをみて、思わず「しぶといオジイだ」と呟きました。

　「元気だよ」とオジイ。闘病で痩せましたが、顔は精悍さを増したかのようです。「良くなってるだろ？」
　「ええ」と私も笑顔で頷きました。「良くなってますねぇ」

　検査結果をひととおり説明しましたが、ずっとイレイさんは「あてになりゃしない」という顔をしていました。自分が元気かどうかなんて、自分の体で感じて、自分の頭で判断するしかないと考えているようです。まあ、そのとおりなんですが……。

　「さて……、これで心臓のバイ菌はやっつけたんだけど、これからどうします？」と私は聞きました。
　「もう病院には来ないよ」とイレイさんは横を向いています。
　「訪問の看護師さんは？」
　「看護師さんには来てもらう。ありがたい」とイレイさんは素直に頭を下げました。
　「私は？　もういいのかなぁ」と水を向けます。
　「ん〜」とオジイは頭をかしげましたが、「いいよ、大丈夫だよ」と言い切りました。

　「首のところに何かありますよね」と私は言って、側頸部の 7 cm 大に突出したリンパ節を少し押してみせました。イレイさんは顔を少しゆがめました。痛みが出てきているようです。2 週間前と比較しても、確実に大きくなってきています。

「なんだろ？　魚の目かな？」とイレイさんは嘯(うそぶ)いています。
「癌ですよ。リンパ節に転移しているんです」
「あ、そうだったね」
「ごはん食べられますか？」
「食べてるよ」
「硬いものも飲み込める？」
「いや、ダメだね。ドロドロしたものだけだよ」

　嚥下困難だけでなく、呼吸苦、難治性の皮膚潰瘍や消化管出血など、厳しい緩和ケアのイメージが頭によぎります。そのときもなお、イレイさんは在宅療養を希望するでしょうか？

「イレイさん、あとどれくらい生きると思います？」
「う〜ん、あと５年ぐらいかな？　10年だといいね」
「なるほど」

　しばしの沈黙。なんて言ったらいいのでしょう？　ここで、いつも私は固まってしまいます。ただ、「患者に真実を伝えたときのフォローに不安がある」という医療者は、「患者に真実を隠したときのフォローに自信がある」のかについて、同時に考える必要があります。だから私は言いました。

「イレイさんは５年だと思っているんですね。前もお話したことですが、僕はそうは思ってません。数か月かもしれないと……」

「あっきじゃびよ〜」とオジイ。驚きと悪態が混ざった琉球の方言です。予後のことは初耳ではないはずで、少々、芝居がかっていましたが……。

「あとのことは神様が決めるでしょう。私が間違っているかもしれません」、予後とは確率の問題でしかありません。それを私は「神様」と表現しました。言葉にアンダーラインを引くように、私はゆっくりと言いました。「ただ、だんだん癌が進行していることは、イレイさんも気がついているとおりです。残された時間をなるべく元気に過ごしてもらうためにも、病院との関係は絶たないほうがいいですよ」

　再び沈黙。こんどはオジイが答える番です。長い沈黙でしたが、私はじっと待ちました。やがて、オジイはこう言いました。

　「いいよ、俺は帰るさ。ほんとに困ったら、また来るから」

　イレイさんの言葉には、不安定な秤のような揺れがあって、いま、そこへ外から力を加えるのは不適切のように感じられました。私にはうかがい知れない、なにか微妙なバランスのなかに彼はいるのかもしれません。病院との距離感については、しばらく彼にまかせたほうがよさそうです。

　「わかりました。何かあったら中部病院に来てください。あるいは訪問看護師に言えば、私に連絡が来るようになってます。お体やお気持ちの不調があったり、病気のことで知りたいことがあったら、いつでも相談してください」

　イレイさんはペコリと頭を下げて、席を立ちました。私も立ち上がって挨拶をしました。しかし、ドアに手をかけたとき、イレイさんは思い直したように振り返ってこう言いました。

「やっぱり来月も先生に会いに来るかな？　本当のことを言ってくれる人が俺には必要なんだよ」

そうですね。本当のことなら、私はきちんと説明しますよ。イレイさんの素敵なところは、生きるのが好きだってことが、ガンガン伝わってくるところ。だから、病院なんかで無駄な時間を過ごしたくない。そういう気持ちが、結局のところ、「いい死にっぷり」にもつながってゆくと私は思ってます。来月、またお会いしましょう。

> 施策
>
> **在宅医療における急変時対応能力の向上**
>
> 　在宅医療を提供する医療機関が24時間体制を確保するため、病院と診療所（病診）、診療所同士（診診）、診療所と訪問看護事業所の急変時連携を構築する。そして、介護の現場において求められる急変時の知識とスキル向上を図るため、介護従事者を対象にした初期救急の講習を実施する。また、急変時に速やかな入院が可能となる後方病床を確保するため、かかりつけ医を通して入院を希望する病院など必要な情報をあらかじめ登録するシステムを構築することも重要である。なお、こうした連携の実効性を高めるためには、それぞれの在宅患者について、どのような急変が起こりうるかを想定したうえで、かかりつけ医が本人、家族、介護従事者に対して丁寧に説明して合意形成し、（どこまでやるかを含めて）関係する医療機関と情報共有しておくことが望ましい。

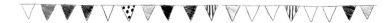

8　おかあちゃんが見える

　はたして、「幸福な死」というものはあるのでしょうか？　いまだ見えてこない課題の1つです。ただ、医師になる前に抱いていた「多くの家族や友人にあたたかく見守られ、そして静かに息をひきとる」という漠然としたイメージは、いくつかの看とりを重ねながら、少しずつ崩れてきているような気がします。

　人は肉体的に、あるいは精神的に苦しんで死んでゆきます。これは、どのように「死」を美化しようとも避けられない事実です。そして、私が担当してきた患者さんの多くが、いくつかの葛藤のすえ、そのときを「なるべく静かに迎えたい」と考えるようになってゆきました。つまり、そのときが近づくにつれて面会者を好まなくなり、とりわけ近しい人だけと過ごすようになっていったのです。

　「死」とはきわめて私的なものなのです。誤解を恐れずにたとえるなら、「死」とは肉体による「いのち」の排泄行為であり、あるいは黄泉における「いのち」の出産行為といえます。その場面において、ときに人は苦しみ怒り、肉体の非業をさらけ出すことがあります。それはとても衆目にさらせる類のものではありません。私は「死」とはもっと孤独であってもよいのではないかと思うようになりました。

　別れが来ることを自覚した患者さんは、この世から徐々に自らを切り離しながら孤独になり、そのときに備えてゆきます。仕事のことを忘れ、友人のことを忘れ、ついには家族のことすらも直視しなくなることがあるようです。

死を覚悟したある高齢女性は、主治医である私に「子どもたちはいいよ、おかあちゃんが傍にいてくれるから」と言いました。苦しそうにしている彼女を気遣って、「ご家族を呼びましょうか」と声をかけたときのことです。
　もちろん、80歳を過ぎた彼女の母親はいにしえの人となっています。しかし、彼女は「目を閉じれば、おかあちゃんが見える」と言って、ずっと目を閉じていました。それを聞いて私は、彼女が彼岸へと渡りはじめていることを理解したのです。彼女は病室にひとりきりにみえましたが、しかし、そうではなかったのかもしれません。
　こちら側の別れねばならぬ人たちに囲まれるよりは、あちら側の迎えてくれる人と一緒にいるほうが、むしろ幸せな時間なのかもしれないと……。そして、そのためには、そっとひとりにしておくことも大切なのかもしれないと……。そんなことすら感じるのです。
　援助の手も差し伸べられないまま死を迎える、いわゆる孤独死、そういうことが起こらぬように私たちは注意深くあるべきでしょう。しかし、「ひとりでそっと死にたい」、あるいは「死にゆく姿をさらしたくない」という患者さんの気持ちがあるとすれば、それもまた尊重してゆきたいものです。だからこそ、私たちは「多くの家族や友人にあたたかく見守られ、そして静かに息をひきとる」という定型的なイメージにとらわれないようにしなければなりません。
　もちろん、こうした考え方はすこぶる患者さんご本人に偏ったものではあります。死に逝く患者さんの問題はいずれ終結するのですが、肉親や失う家族の問題はその後も継続します。こう考えると「死に目に会う」ということは、患者さんのためというより、その家族自身にとっての許しとなるのかもしれません。しかし、可能であれば、死の直前に「許し」のための儀式化した看とりが起こらぬよう、もっと早めに家族とのしっかりとした対話があるといいです

第3章　看とりを暮らしのもとに

ね。ときに、その「許し」が不完全であると家族が感じて、延命による先送りを求めることすらあるからです。

＊　＊　＊

　イレイさんが息をひきとられました。前節で紹介した、食道がんの終末期にあった男性です。
　結局、最後まで入院しないことを明言して貫かれました。独居者だったので息をひきとった瞬間は誰もみていません。その日の朝、研修医が訪室したところ、死亡しているのを発見したのです。
　机の上に置かれたポータブルCDプレイヤーから、沖縄民謡が適度な音量で流れていました。部屋には「孤独」が充満していましたが、彼自身はとくに寂しいとは感じていなかったようです。そして呼吸を止めた彼の姿は、この部屋にとてもよく似合っていました。

　「思いどおりに生きて、思いどおりに死んだ方でしたね。苦労も多かったはずですが、やり抜く強さのある人でした」

　死亡を宣告したあと、こう私は言葉を送りました。その場にいたケアマネジャーと訪問看護師が大きく頷いていました。

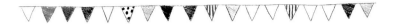

9　終末期における「もう1つの物語」

　数年前の秋のことです。30代の女性を病院から実家へと搬送しました。皆に抱きかかえられて懐かしいベッドに横になったあと、最初に私に投げかけた言葉が忘れられません。

　「先生！　私って、元気になるために帰ってきたんだよね」

　進行した悪性腫瘍について、その女性は十分に説明を受けていましたし、それを理解したうえで、幼いわが子と過ごす最後の場として実家を選んだはずでした。ちょっと想定外の言葉で、私は一瞬たじろぎましたが、同行していた経験豊富な看護師が小さく頷いてくれたので、私は次のように答えることができました。

　「そうですよ。元気になるために帰ってきました。ここにいる皆が、そのお手伝いをするために集まったんですよ」

　すると女性は、「そうだよね〜。私は元気になるんだよねぇ」という言葉とともに、フラッシュされたモルヒネの眠りへと引き込まれていったのです。
　終末期にある患者さんの多くが、その解決困難な問題を前にして、死を受容する現実とは別の「もう1つの物語」を創生しておられます。そこに新たな意味を見いだし、書き換えながら生きておられます。もっぱら、その物語に（現実の）医師や看護師は参加させ

てもらえませんし、まあ、踏み込むべきでもないでしょう。でも、（キューブラー・ロスの死の受容プロセスとは別の）代替的な物語が紡がれはじめていることを、私たちは見落とすべきではないと思うのです。

「真理は2つの中心をもった楕円である」とは、内村鑑三が残した優れた言葉です。どうしても私たちは、中心が1つの真円として構造認知しようとする癖があります。でも、ほんとは、真理というのは2つの（ときにいくつもの）中心をもっているものです。真円だと考えると不条理なことも、楕円だと思えば納得がゆくのですね。そのどちらもが大切な中心だからです。都合のよいどちらかとだけ向かい合っていても、患者さんは決して救われないでしょう。いのちにかかわる仕事をしていると、そんなふうに感じることがあります。

いま（平成28年7月現在）、日本では、「生命維持に必要な治療の差し控え」による尊厳死を認める法案の審議が始まろうとしています。超党派の国会議員によってまとめられたこの法案は、15歳以上の患者が書面などで意思表示をした場合、2人以上の医師が終末期との判定で一致すれば、延命治療を始めずに尊厳死を認める内容となっています。尊厳死を認めていこうという、世界的な流れは決まっているような感じもします。

ただ、尊厳死というのは、「尊厳ある生をまっとうする」ということですから、本来的には終末期かどうかは関係ないと思うんです。とくに、もう1つの物語のなかで患者さんは生き生きとされていることがあるので、そこにある生をまっとうできるよう支援する責任が医師にはあるとも感じています。それが医学的には架空のものであったとしてもです。

ところが、この尊厳死法案にあるように、いかに専門的な医師が2人集まったとしても、多くの場合には死を受容する（医療者と波

長の合った）患者さんとしか対話できないんじゃないかと感じています。もう1つの物語に触れることができるのは、ほんとに偶然の産物だし、一瞬のことですから……。

　私は尊厳死に反対しているのではありません。ただ、どれほど法的に整合性のある手続きをとったとしても、本人が書面で同意していたとしても、その最期のときに「ちがうちがう、私はもっと生きる。生きるはずなの！」という、あの（もう1人の）女性の叫びが聞こえてくるんじゃないかと……、そんな気がして、ただ不安でならないのです。

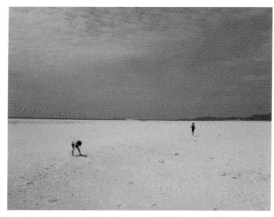

患者さんが紡ぐ物語に寄り添うためには、医療者として共有できた時間、語り合えた時間が大きい。しかし、「もう1つの物語」に触れることができるのは、主治医であっても一瞬のことにすぎない

♛ COLUMN

「長生きしてくれてありがとう」の島

　平安座島を歩いていたとき、白寿の祝い「ガージーバール」のパレードに出くわしました。沖縄では、97歳を祝う「カジマヤー」が一般的ですが、ここ平安座では99歳で長寿を祝うんだそうです（このとき知りました）。さすが長寿の島。攻めてますね。

　カジマヤーと同じく、お年寄りに赤ん坊の恰好をさせて祝います。日本で一般的な還暦祝いも同じですね。カジマヤーの語源は、子どものオモチャとしての「風車」です。諸説ありますが、「97歳ともなると童心にかえって風車を持って遊ぶことから」ともいわれています。お祝いの席や車に風車を飾りつけ、親類や知人だけではなく、地域の人々が集って盛大に祝賀の催しを行うのが沖縄の習わしです。

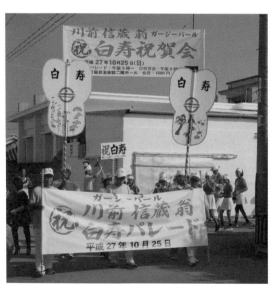

パレードのはじまりはじまり〜

平安座島の「ガージーバール」の由来は何でしょうか？　パレードの高齢者をつかまえて語源を尋ねたところ、どなたも「数えで99歳のことさぁ」としか答えてくれませんでしたが、お1人だけ「たしか、ガジュマルの根っこのことだったと思う」と教えてくださいました。「ガジュマルの根っこのように子孫が広がってゆくだろ」とのこと。なるほど、なるほど。お年寄りを朽ちて落ちる枝葉とせずに、大地をがっちりつかむ根っことするあたり、優れた表現のような気がします。

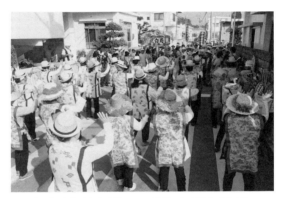

島の婦人会が舞を奉納……。私だったら即身成仏だな

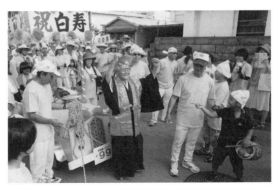

花車を降りて、踊りだした川前翁。ほんとにお元気です

第3章　看とりを暮らしのもとに

♛ COLUMN

　さて、パレードの主役の川前さんは、サバニ（小舟）を操るウミンチュ（漁師）でしたが、妻に先立たれ、いまは平安座島におひとり暮らしだそうです。でも、炊事も洗濯も掃除も自らこなし、あとの日課は集落内をゆっくり歩くことだとか。こうして地域の人々に盛大に祝われる様子をみて、「やっぱり長生きはしてみるもんだな」と思いました。

　豊かな自然と元気なお年寄りがいる地方の暮らしから学ぶことにこそ、日本を元気にする秘訣があるに違いないと私は思っています。歳を重ねることの素晴らしさを感じられる地域づくりも大切ですね。お年寄りに「地域で長生きしてくれてありがとう」と心から思うこと。そして、「地域で死んでいってくれてありがとう」とお礼が言えれば最高です。その気持ちなしに、地域包括ケアシステムなんてありえませんから。

おわりに

　編集部の青木大祐さんから執筆の依頼をいただいたのは、2015年の春のことでした。前著『ホワイトボックス　病院医療の現場から』（産経新聞出版）の出版が2008年で、その前の『アジアスケッチ　目撃される文明・宗教・民族』（白馬社）が2001年だったことを振り返りつつ、「7年間隔が先生のペースだとすれば、そろそろですよ。あまり溜め込まずに、この7年の経験と考察を共有されたらどうですか？」と……。書き手のライフヒストリーまで見据えた編集者の言葉にシビれてしまったのが、この本をまとめることになったきっかけです。

　正直なところ、超高齢社会における地域医療はどうあるべきかを考えていたものの、どうすればよいかは五里霧中にあり、書籍にまとめるには早すぎると思っていました。都道府県における地域医療構想の策定、市町村における在宅医療・介護連携推進事業の進捗も気がかりでしたし、何より私には臨床経験を重ねる必要がありました。

　答えがないままに、この本をまとめ始めたのですが、すでに読者の皆さんはお気づきのように、やはり明確なメッセージへと至ることはありませんでした。我ながら無責任だと感じたので、各セクションに「施策」を例示しましたが……。ただ、まとめながら、むしろ解らないこと、答えがないような課題について、答えが得られるまで待つのではなく、それぞれの立場から語り合うことが大切だと思うようになりました。時代の道ゆきが見えているよりも不透明なほうが退屈ではありません。それを皆で語り合いながら時代を創ってゆけるとすれば、こんなに面白いことはありません。

沖縄県という辺境に暮らす私の執筆のスタイルは、インターネットとSNS（ソーシャル・ネットワーキング・サービス）を活用したものとなっています。

　まず、日々の臨床での気づきを（個人情報に配慮しつつも）粗削りながらFacebook（フェイスブック）に投稿しています。すると、多くの「友達」から立場の違いや地域性などに基づいたコメントが得られます。ときには、そのままコメント欄で多人数での議論に発展することもあります。フェイスブックは原則として実名であることから、極端に偏った意見を押し付けられたり、頭ごなしに否定する言葉を叩きつけられたりすることもなく、おおむね節度ある意見交換ができる場だと思います。

　そして、フェイスブックでの議論のうち興味深かったものを選んで、朝日新聞デジタル「アピタル」のコラム記事へと整頓するように書き上げています。同サイトが始まった2010年4月から、私は「感染症は国境を越えて」という連載を担当しており、歴代の担当編集者（長）である朴琴順、宮島祐美、田村建二、林敦彦の諸氏には、丁寧に原稿に目を通していただき、経験豊富なジャーナリストの視点から助言と示唆をいただいて一般向けの情報発信としています。

　さらに、Twitter（ツイッター）で掲載したアピタル記事のリンクをツイートしています。ツイッターは、良くも悪くも、その匿名性ゆえに容易に炎上します。フェイスブックでは共感のコメントが多く寄せられた内容であっても、ツイッターでは憎悪にも近い批判にさらされることがあります。ただ、これは貴重な機会ですので、私はかなり丁寧に、批判の1つひとつにリプライをしながら、誤解を解こうとする努力をしています。現実世界では遭遇しないような感情的な言葉と向き合いながら、これを冷静に乗り越えようとすることほど、知的興奮に満ちた作業はないと私は思っています。不毛と

思われるかもしれませんが、やがて穏やかに互いの一致点を見いだすことは少なくありませんでした。また、私自身の誤りに気づかされて、記事を修正し、その理由を追記したこともありました。

　この本は、こうして仕上げられてきた文章が主体となっています。さらに、2015年度に医学書院の月刊誌『病院』に1年間連載した「地域医療構想と〈くらし〉のゆくえ」の記事断片も各セクションに散らばっています。このほか、2008年以降に筆頭で専門誌に執筆した63本の医学論文や医療エッセイからの復刻もあります。また、第1章の「救急医療にみる鎮護のプロセス」の一部と「アラビアの看護師」については、前著『ホワイトボックス　病院医療の現場から』の文章を加筆修正したものが再掲されています。

　青木さんの強力な支援もあって、7年にわたって書き散らしてきた文章が紡ぎあわされ、とうとう陽の目をみることになりました。私が医学部3年生だった1998年に『週刊医学界新聞』で「国際保健─新しいパラダイムがはじまる」を連載させていただいて以来の付き合いになり、今回、医学書とも一般書ともつかない書籍を許してくれた医学書院の皆さん、また、『病院』編集室の鈴木佳子さんには、適切な感謝の言葉がみつかりません。

　また、私と臨床活動をともにし、地域への想いを刺激してくれている方が数多くいます。すべての名前を掲げるのは不可能ですが、とりわけ沖縄県立中部病院感染症内科の成田雅、椎木創一、高倉俊一、同地域ケア科の田中斉、本村和久、神山佳之、新屋洋平、長野宏昭の諸先生の支えに感謝しています。さらに、忙しい研修環境のなかにあっても、1人ひとりの患者さんに向き合うことを諦めず、いつも一緒に悩んでくれている多数の研修医にも同様に謝意を表します。

　そして、長崎大学熱帯医学研究所国際保健学分野の山本太郎教授には、日々の臨床に浮かぶ漠然としたアイデアを普遍化してゆく気

づきをいただいています。ここで感謝の気持ちをあらためて表させていただきます。

　最後に、この本の冒頭にある次の言葉を解題して終わりたいと思います。
「そもそも人は、病ならで死ぬるは、百千の中に、まれに一人二人などこそ有べけれ、おしなべては、みな病てしぬることなれば」

　これは江戸時代の国学者である本居宣長（もとおりのりなが）が『玉勝間』の「しぬるを病死といふ事」の節で述べているものです。
「誰だって病気で死ぬんだよ。不審な死なんて滅多にない。だから、あ〜だこ〜だと驚くこともないじゃないか」ということでしょう。宣長は、町医者業で生計を立てていましたから、「なぜ死ぬのか」とか、「原因があるなら助けられるのではないか」といった家族からの問いに、どう答えるべきか頭をかかえていたのかもしれません。

　地域医療と暮らしのかかわりについて、ずっと古来から私たちは悩んできたんでしょう。そう考えると、なにか、少しホッとした気にもなります。

　この本で私が悩みつづけたことは、永遠に答えにゆきつくことはありません。ただ、ともに生きる私たちが悩みつづけること……。それこそが答えなのかもしれません。この本を手にとってくださった方々にとって、より悩みが深められるきっかけとしていただければ、書き上げた私にとって最大の喜びとなります。

　2016年8月 中城村にて

高山義浩

参 考 文 献

第1章　病院医療の葛藤と限界

砂原茂一：医者と患者と病院と，岩波書店，1983.
金子　勇：高齢社会・何がどう変わるか，講談社，1995.
河合克義：ひとり暮らし高齢者の貧困と社会的孤立．現代思想 2016 年 2 月号：80-97, 2016.
浮ヶ谷幸代：医療的言説に抗する新たな身体．現代思想 2000 年 9 月号：132-152, 2000.
坪内暁子：患者・医療者・社会の権利に附随する諸問題．生存科学 26: 207-227, 2015.
ヘンリク・R ウルフ，S. アンドゥル・ペデルセン，R. ローゼンベルク（梶田昭・訳）：人間と医学，博品社，1996.
熊岡路矢：カンボジア最前線，岩波書店，1993.
WHO・編（津谷喜一郎・訳）：世界伝統医療大全，平凡社，1995.
G.M. フォスター，B.G. アンダーソン（中川米造・監訳）：医療人類学，リブロポート，1997.
イバン・イリイチ（藤崎智子・訳）：自己責任としての健康 ― まっぴら御免！環 39: 88-100, 2009.
井伊雅子：日本の患者は幸せか？　医療経済から見たプライマリ・ケアの重要性．環 56: 174-185, 2014.
田中　剛：日本の医療と国際保健における自律への動き．環 56: 240-246, 2014.
坂口一樹，森宏一郎：勤務先の病院選択において若手医師が考慮する要因の研究　医師不足・偏在問題解消の政策へ向けて．日医総研ワーキングペーパー NO350, 2015.
東京大学公共政策大学院 医療政策教育・研究ユニット：医療政策集中講義：医療を動かす戦略と実践，医学書院，2015.
大野更紗：難病対策と研究医　「専門家」はどう生きてきたか．現代思想 2014 年 9 月号：32-36, 2014.
前田泰樹：急変に対応する　看護ケアのエスノメソドロジー．現代思想 2013 年 8 月号：191-203, 2013.
吉川幸次郎，佐竹昭広，日野龍夫・校注：日本思想大系〈40〉本居宣長，岩波書店，1978.

第2章　地域と連携する病院医療へ

厚生労働省：平成 26 年版厚生労働白書　健康長寿社会の実現に向けて〜健康・予防元年〜，日経印刷，2014.

厚生労働統計協会：国民衛生の動向 2015/2016，厚生労働統計協会，2015.
島崎謙治：日本の医療　制度と政策，東京大学出版会，2011.
社会保障制度改革国民会議：社会保障制度改革国民会議報告書　確かな社会保障を将来世代に伝えるための道筋，2013.
厚生労働省：地域医療構想策定ガイドライン，2014.
高山義浩：地域医療構想　2015 年度から始まる医療改革．週刊医学界新聞 第 3120 号（2015 年 4 月 6 日），2015.
高山義浩, 松下幸司：都道府県における保健医療データの活用支援　医療計画作成支援データブックと PDCA 研修．保健医療科学 63: 512-521, 2014.
前田由美子：医療提供体制のこれまで．日医総研ワーキングペーパー NO348, 2015.
信友浩一：日本の医療の現在．環 56: 140-151, 2014.
小林道憲：二十世紀とは何であったか，日本放送出版会，1994.
山口研一郎：現場的視点からとらえた「社会保障としての医療」の変質．現代思想 2014 年 9 月号：122-131, 2014.
猪飼周平：海図なき医療政策の終焉．現代思想 2010 年 3 月号：98-113, 2010.
方波見康雄：地域を生きる医療．環 39: 122-129, 2009.
二木　立：地域包括ケアと地域医療連携，勁草書房，2015.
松田晋哉：医療のなにが問題なのか　超高齢社会日本の医療モデル，勁草書房，2013.
辰巳徹志：大腿骨頚部骨折 疫学から予防まで −高齢者大腿骨頚部骨折患者の生命予後−．骨・関節・靭帯 15: 139-144, 2002.
ＷＨＯ・編（島内憲夫・訳）：21 世紀の健康戦略，垣内出版, 1990.
中村安英：アルマアタ宣言とプライマリヘルスケア．公衆衛生 61: 619-623, 1997.
Berman S, McIntosh K: Selective primary health care: strategies for control of disease in the developing world. Reviews of Infectious Diseases 7: 674-691, 1985.
Wakai S: Primary health care projects and social development. Lancet 345: 1241, 1995.
宮坂忠夫：地域保健と住民参加，第一出版，1983.
大石佳能子・監修，小松大介・著：病院経営の教科書，日本医事新報社，2015.
佐々木昌弘：在宅医療を支える仕組み．病院 74: 250-256, 2015.
長　純一：一次医療における総合診療医　在宅医療と総合診療医．Pharma Medica 31（8）：41-44, 2013.
筒井孝子：地域包括ケアシステムにおける病院看護部門の今後のあり方．病院 74: 226-331, 2015.
佐々木淳・監修：在宅医療　多職種連携ハンドブック，法研，2016.
沖縄県読谷村：読谷村における在宅医療のあり方に関する調査及び村立診療所運営計画策定支援委託業務報告書，2016.
川嶋みどり：看護の歴史から見た患者の自律の道程．環 56: 152-158, 2014.
高原亮治：地域保健と医療介入の妥当性を基礎づけるもの．公衆衛生 61: 652-657, 1997.

長岡美代：介護ビジネスが招いたツケにどう立ち向かうべきか．現代思想 2016 年 2 月号：123-129, 2016.
田中広秋：医療介護総合確保推進法と医療・介護の提供体制の整備について．病院 75: 256-261, 2016.

第 3 章　看とりを暮らしのもとに

横内正利：高齢者の終末期医療とは何か．imago 1996 年 9 月号：114-125, 1996.
蘆野喜幸：生命至上主義の帰趨．imago 1996 年 9 月号：186-201, 1996.
山本眞理：死に向けた「自己決定権」の異様さにおののくこと　尊厳ある生をすべての人に保証する社会を求めて．現代思想 2012 年 6 月号：90-96, 2012.
波平恵美子：現代社会における「死」のありようを考える．環 39: 148-151, 2009.
佐々木淳：「在宅で看取る」とはどういうことか　訪問診療の現場から．現代思想 2012 年 6 月号：126-129, 2012.
大井　玄：「痴呆症」と終末期医療．環 39: 118-121, 2009.
竹内　正・監修：医療原論　－医の人間学－，弘文堂，1996.
宮本顕二, 宮本礼子：欧米に寝たきり老人はいない　自分で決める人生最後の医療，中央公論新社，2015.
大熊由紀子：「寝たきり老人」のいる国いない国，ぶどう社，1990.
国際長寿センター：末期の医療、介護と看取りに関する国際比較調査．2011 年 3 月
AMERICAN GERIATRICS SOCIETY (AGS): Feeding Tubes in Advanced Dementia Position Statement, May 2013.
鯖田豊之：生きる権利・死ぬ権利，新潮社，1976.
柳田邦男：「死の医学」への序章，新潮社，1986.
星野一正：医療の倫理，岩波書店，1991.
波平恵美子：脳死・臓器移植・がん告知 死と医療の人類学，福武書店，1990.
加藤尚武：現代倫理学入門，講談社，1997.
佐藤伸彦：ナラティブホームの物語：終末期医療をささえる地域包括ケアのしかけ，医学書院，2015.
岩田健太郎：ためらいのリアル医療倫理　～命の価値は等しいか？，技術評論社，2011.
高山義浩：死に逝く人の「孤独」について．公衆衛生 80: 217-219, 2016.
高橋祥友：安楽死は何故問題なのか．imago 1994 年 9 月号：81-89, 1994.
山田　真：尊厳死法の危険な可能性．現代思想 2012 年 6 月号：114-115, 2012.